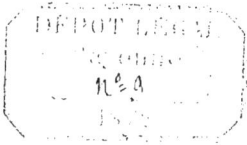

# ÉTUDE

## SUR

# LA PROSTITUTION

### DANS LA VILLE DE CHATEAU-GONTIER.

# ÉTUDE

SUR

# LA PROSTITUTION

DANS LA VILLE DE CHATEAU-GONTIER

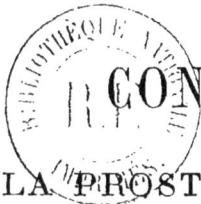

SUIVIE DE

# CONSIDÉRATIONS

SUR

# LA PROSTITUTION EN GÉNÉRAL

PAR LE **D<sup>r</sup> H. HOMO**

Médecin du Dispensaire, Secrétaire de la Société médicale de Château-Gontier,
Membre correspondant de la Société médicale d'Indre-et-Loire.

> « Il y a tant d'imperfections attachées à la perte de la vertu
> des femmes, ce point principal ôté en fait tomber tant d'autres,
> que l'on peut regarder, dans un Etat, l'incontinence publique
> comme le dernier des malheurs. »     (MONTESQUIEU.)

> « Aucune misère physique ou morale, si corrompue qu'elle
> soit, ne doit effrayer celui qui s'est voué à la science de
> l'homme, et le ministère sacré du médecin, en l'obligeant à
> tout voir et tout connaitre, lui permet aussi de tout dire. »
>
> (TARDIEU, *Etude médico-légale sur les attentats aux
> mœurs,* page 7. Paris, 1858.)

CHATEAU-GONTIER

IMPRIMERIE-LIBRAIRIE DE J.-B. BEZIER

RUE DORÉE

—

1872

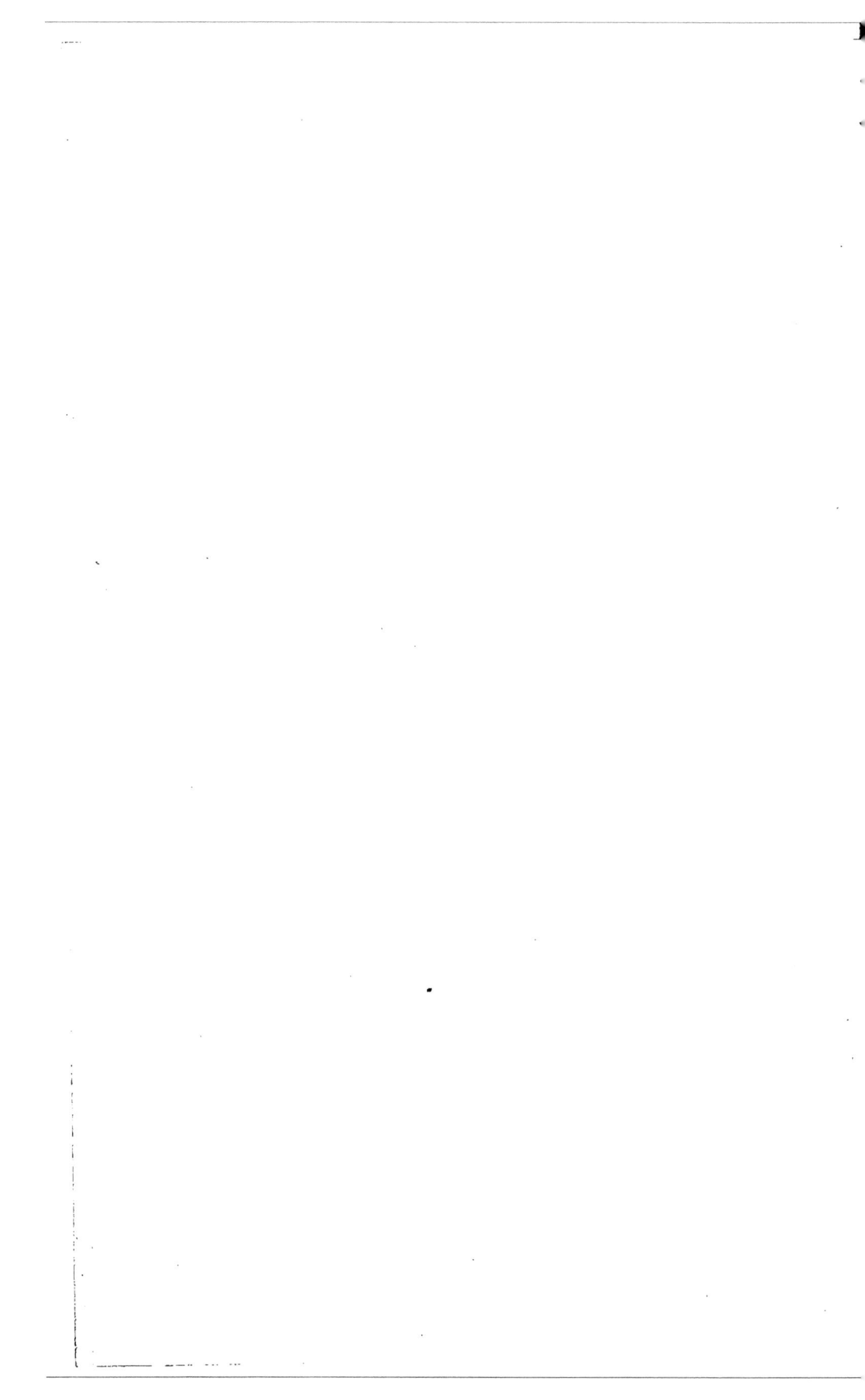

## A M. le D<sup>r</sup> DELPECH,

Membre de l'Académie nationale de Médecine de Paris, professeur de la Faculté ;

## A M. le D<sup>r</sup> CHARCELLAY,

Professeur de clinique interne à l'École préparatoire de Médecine
et de Pharmacie de Tours.

En vous adressant cet hommage, permettez-moi, chers Maîtres, de vous exprimer ma profonde reconnaissance pour les encouragements que vous avez bien voulu me prodiguer, et la bienveillante amitié dont vous m'honorez.

———

A MES MAITRES :

## M. le D<sup>r</sup> HERPIN,

Directeur de l'École préparatoire de Médecine et de Pharmacie de Tours ;

## M. le D<sup>r</sup> MOREAU (de Tours),

Médecin des Hôpitaux de Paris ;

Respectueux souvenir de leur Élève tout dévoué.

———

## A MES COLLÈGUES

De la Société médicale de Château-Gontier et de la Société médicale
d'Indre-et-Loire.

Témoignage de ma bien sincère affection.

———

# DE LA PROSTITUTION

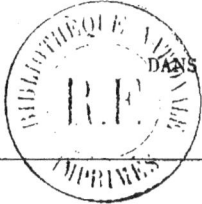

DANS LA VILLE DE CHATEAU-GONTIER.

## CHAPITRE PREMIER.

## PROSTITUTION TOLÉRÉE.

Pour présenter avec exactitude l'histoire de la prostitution dans la ville de Château-Gontier, il nous faut l'étudier à trois époques distinctes :

1° Antérieurement à la promulgation du réglement adopté par l'administration municipale, en date du 22 juin 1849.

2° Depuis cette époque jusqu'au 1ᵉʳ janvier 1862, jour où, le service du dispensaire m'étant confié, j'ai pu me rendre compte de ce qu'était la prostitution, soit autorisée, soit clandestine dans notre ville, et juger ainsi par moi-même combien il y avait de réformes à faire pour en rendre la réglementation meilleure.

3° L'exposé des observations recueillies pendant mon temps d'exercice constituera la troisième période.

1

§ 1er.

**Première période. — Depuis 1830 jusqu'au 22 juin 1849.**

Malgré toutes mes recherches, il m'a été impossible d'obtenir quelques renseignements précis sur l'état de la prostitution à Château-Gontier avant l'année 1849, époque à laquelle l'administration fut enfin forcée de régulariser par un arrêté le service sanitaire et la police des filles publiques logées dans quelques maisons ouvertes depuis un temps déjà assez long, et jusqu'alors non surveillées. On ne trouve aucune pièce officielle, soit inscription d'une tolérance octroyée, soit mesure de police, soit procès ayant son origine dans un fait de débauche, qui puisse indiquer que, dans le cours de cette première période, la prostitution, qui cependant existait depuis longtemps, ait jamais attiré l'attention de l'autorité. Pour tracer cet historique je ne pourrai donc m'appuyer que sur quelques faits qui m'ont été rapportés par des personnes témoins de ce qui se passait alors, et qui ont bien voulu m'aider de leurs souvenirs ; de plus, ces renseignements ne s'étendent pas au-delà de 1830, et c'est du reste le seul point important, car, si restreintes que soient ces données, elles comprennent au moins ces quelques années qui ont dû avoir une influence notable sur la moralité dans nos contrées par la présence de garnisons dans les villes et les bourgs importants de l'arrondissement (1).

Des personnes très-honorables et qui, par leur position, étaient en mesure de m'instruire exactement de l'état des choses avant 1830, m'ont dit qu'à cette époque il se trouvait des filles publiques à Château-Gontier, ce qui est au reste immanquable dans tout centre de

---

(1) Château-Gontier, ville de 6 à 7,000 habitants, a eu, de 1832 à 1835, 600 hommes de garnison logés : trois compagnies chez l'habitant, trois compagnies casernées.

Craon, chef-lieu de canton, — 1,800 à 2,000 habitants, — 70 hommes de garnison.
Cossé-le-Vivien, chef-lieu de canton. . . . . . . . . . 70    —    —
Bierné, chef-lieu de canton. . . . . . . . . . . . . . 70    —    —
Grez-en-Bouère, chef-lieu de canton. . . . . . . . . . 70    —    —
Daon, gros bourg... . . . . . . . . . . . . . . . . . 50    —    —

Gennes, Argenton, Saint-Michel, petits bourgs plus au centre de l'insurrection eurent chacun 50 hommes cantonnés.

population un peu considérable, mais qu'elles étaient peu nombreuses, habitant des maisons isolées dans les faubourgs, notamment au Martray ; que ces filles, loin de chercher à se faire remarquer, s'efforçaient au contraire de dissimuler leur mauvaise conduite, et n'étaient guère connues que de ceux qui les fréquentaient ; qu'elles pratiquaient ce commerce isolément et pour leur propre compte ; que l'on ne voyait pas non plus, comme aujourd'hui, des filles entretenues étaler un luxe de toilette qui seul indique leur vie méprisable ; que les jeunes gens, étant moins sollicités par les occasions faciles qu'ils rencontrent de nos jours, étaient moins débauchés. En un mot, il est incontestable que depuis cette époque l'immoralité a de beaucoup progressé dans notre ville. Ces renseignements, pris isolément, à plusieurs jours d'intervalle, ont été tellement concordants qu'il n'y a aucun doute à avoir sur leur exactitude.

Peu après la révolution de 1830, une tentative en faveur de la famille royale, expulsée de France, a lieu dans nos campagnes. Le gouvernement envoie des garnisons dans tout l'arrondissement, et Château-Gontier est occupé par une force militaire nombreuse eu égard à son chiffre de population. Un fait hors de doute par rapport au sujet que j'étudie, c'est que le séjour des soldats dans notre ville a eu pour conséquence de rendre les mœurs beaucoup plus faciles ; sur ce point l'avis de tous est unanime. Un individu étranger au pays et qui, venu à Château-Gontier avec son bataillon, s'y est fixé depuis, disait que les hommes de la garnison ne manquaient nullement de maîtresses, soit filles, et plus souvent encore femmes mariées. Un autre ajoutait que, lorsqu'un détachement était changé, les nouveaux arrivants étaient parfaitement renseignés par leurs camarades sur les femmes avec lesquelles ils pouvaient nouer des relations.

Dans les derniers jours de l'année 1866, étant allé visiter un malade dans un bourg environnant, il m'a été possible de vérifier l'exactitude de cette dernière assertion, en interrogeant à ce sujet un ancien militaire qui, venu avec le 53me de ligne, en garnison à Craon, s'y est marié après son congé définitif. « Ordinairement, me disait-il, les sol-» dats nouveaux venus trouvaient au poste, dans un endroit convenu » à l'avance, et dressée par ceux qui partaient, une liste des femmes

» ou filles dont les complaisances leur étaient assurées. » Ce dernier renseignement, obtenu d'une façon indirecte, sans insister sur le fait lui-même, et seulement en faisant raconter à ce vieux troupier ses loisirs de garnison, n'est-il pas de la plus grande valeur pour établir d'une manière indubitable l'influence fâcheuse que la présence des militaires dans notre arrondissement a dû avoir sur les mœurs.

Aussi nous ne devons pas nous étonner qu'ayant prié l'agent qui m'accompagne au Dispensaire de recueillir l'opinion de ceux qui avaient été le plus à même de juger cette époque, et notamment des gens que leur position mettait le plus en relation avec la population qui nous occupe, ses conclusions aient été les suivantes :

« Il résulte des renseignements pris qu'à l'époque à laquelle Châ-
» teau-Gontier avait des troupes en garnison, c'est-à-dire de 1831 à
» 1835, il y avait beaucoup plus de femmes ou filles de mauvaise vie
» qu'aujourd'hui, principalement des femmes que les soldats avaient
» débauchées. On cite particulièrement, comme ayant été habités par
» elles, le Martray, les faubourgs et les rues avoisinant les postes et la
» caserne. »

L'oubli de leurs devoirs, signalé comme très-fréquent chez les femmes mariées, s'explique facilement, les militaires étant en partie logés chez l'habitant.

Une fille N....., dite G....., qui, en ce temps-là, se livrait à la débauche, a déclaré au même agent que, « de 1830 à 1835, les militaires
» avaient amené avec eux beaucoup de filles étrangères au pays ; que,
» pendant leur séjour, ils en avaient également débauché beaucoup, et
» que nombre d'entre celles-ci avaient suivi les régiments. »

Cette fille ajoute « qu'ils avaient perdu la ville de *mal vénérien*, et
» que M. le Maire avait pris des mesures pour faire passer les femmes
» à la visite. »

Pour ne rien omettre des renseignements relatifs à ce qu'était la prostitution vers cette époque, je dois encore dire que, d'après un vieillard de 78 ans environ, qui toujours a vécu parmi les filles de mauvaise vie, « la débauche n'aurait été ni plus ni moins grande que
» de nos jours. Si on comptait alors moins de filles, cela tiendrait uni-

» quement à ce que la population était moindre (1). Ces filles n'étaient
» pas en maison ; elles demeuraient dans leurs chambres, y recevaient
» un plus ou moins grand nombre d'hommes : d'où rixes fréquentes.
» Les filles de bas étage habitaient le Martray ; les autres, moins
» nombreuses, la ville. Comme aujourd'hui, il connaissait des *procu-*
» *reuses.* » Enfin, et ceci doit fixer notre attention en ce sens que ça
paraît contredire l'opinion de tous ceux qui ont bien voulu me rensei-
gner : d'après cet homme, « la présence d'une garnison à Château-
» Gontier aurait été sans action sur l'accroissement de la débauche. La
» propagation des maladies vénériennes serait le seul fait qu'il attri-
» buerait au séjour des soldats. »

En résumé, un premier fait est incontestable : à partir de 1830, à
quelque cause qu'on veuille l'attribuer, — soit à une modification pro-
duite dans les mœurs par les idées sociales surgies à cette époque,
soit au contact de la garnison, la prostitution s'est développée dans de
très-grandes proportions, et il n'y a rien d'étonnant que la présence
de six cents hommes, dont la moitié vivaient dans les familles, ne soit
pas restée sans influence parmi une population de six à sept mille
habitants.

Un deuxième fait, — et sur celui-ci tous sont unanimes, — c'est
que l'accroissement considérable, quelques-uns même vont jusqu'à
dire *l'apparition* des maladies vénériennes, est imputable uniquement
aux militaires venus dans notre arrondissement.

Sur ce dernier point, la fille N..... a commis une erreur en attri-
buant au Maire les mesures prises contre les filles malades, et mon
honorable confrère le docteur Huchedé, qui fut alors chargé de la
visite sanitaire, m'a précisé les faits. Ce fut l'autorité militaire qui,
inquiète du rapide développement que prenaient les affections contagieuses, crut devoir sévir contre les femmes contaminées. Sur l'ordre
du colonel commandant la place, un sergent signalait au médecin telle
fille soupçonnée d'avoir infecté un homme de la garnison. Elle subis-
sait la visite, et le docteur Huchedé en fit ainsi arrêter huit à dix. Mais

(1) De 1815 à 1830, on compte 5,600 à 6,000 habitants. — Au 1er janvier 1832, la population était de 6,143 habitants. — Le dernier recensement, fait en 1867, donne 7,364 habit.

alors il se passa, dans cette circonstance, un fait bien à l'honneur de l'esprit tout à la fois indépendant et humanitaire que le médecin doit toujours conserver dans ses fonctions, quelque abjecte que soit la population à laquelle il est appelé à donner ses soins. Ces malheureuses étaient renfermées à la prison, dans une mansarde tout au plus assez spacieuse pour loger cinq personnes. Elles avaient pour tout lit de la paille, et, ainsi traitées, elles refusèrent de se soigner. De son côté, M. le docteur Huchedé en référa à l'autorité militaire, et celle-ci n'ayant voulu modifier en rien sa manière de faire, il crut consciencieusement ne plus devoir signaler les femmes malades.

D'après ce qui précède j'ai fait voir que, suivant l'opinion de tous ceux auxquels je me suis adressé, il n'y avait pas de maisons publiques à cette époque, que les filles prostituées vivaient isolément du fruit de leur débauche, recevant dans leur chambre qui bon leur semblait. Un homme honorable est venu contredire cette concordance des renseignements recueillis à ce sujet en se basant sur des faits tellement affirmatifs — puisqu'il m'a nommé les personnes — que je ne puis me dispenser non-seulement de rapporter ce qu'il m'a dit, mais même d'y ajouter une entière confiance.

De 1830 à 1840, il y aurait eu réellement trois maisons publiques à Château-Gontier, et, désignant par une initiale quelconque la personne qui dirigeait ces établissements, je me bornerai à citer les endroits de la ville qu'ils occupaient. L'un, tenu par une femme M....., était au pont d'Ollivet ; l'autre, par la femme X..., dite la M....., à la Grille ; le troisième, par la femme H........, rue Bruchemotte. Et, ajoutait la personne qui me renseignait, « il fallait bien qu'il en fût ainsi, car les » jeunes gens n'avaient pas, comme maintenant, à leur disposition » une foule de petites *grisettes* qui, pour une pièce de cinq francs ou » un objet de toilette, s'abandonnent facilement. Si, à cette époque, » on voulait faire une maîtresse, il fallait *longtemps parler d'amour,* » *et surtout mettre en jeu le bon motif.* »

Ce dernier trait, plus que tout autre, nous peint exactement l'état des mœurs à cette période. Filles entièrement perdues, véritablement prostituées dans toute l'acception du mot ; mais nous ne trouvons pas encore cette débauche qui constitue aujourd'hui la plaie la plus vive de notre société, parce qu'elle s'exerce clandestinement et échappe par mille moyens à la surveillance de l'autorité.

Maintenant, les femmes qui dirigeaient ces établissements étaient-elles véritablement des *maîtresses de maison* telles que nous les connaissons de nos jours? Évidemment non; et, comme me le disait fort bien l'auteur de cette note, ce n'étaient pas les lupanars avec l'organisation et le luxe qu'on y trouve à présent. D'après ce que j'ai cru comprendre, ces maisons étaient plutôt des *garnis*. Ayant plusieurs chambres à leur disposition, les propriétaires les louaient à des filles de mauvaise vie, et même, faisant simultanément métier de procureuses, elles pouvaient, par leurs relations avec les femmes isolées, facilement et très-rapidement augmenter leur personnel, si le besoin s'en faisait sentir. C'était donc, en résumé, une agglomération de filles débauchées dans une même maison, tenue par une propriétaire, plutôt qu'un véritable lieu de tolérance.

Pour établir d'une façon certaine, et tels qu'ils sont aujourd'hui, l'existence d'un lupanar à Château-Gontier, il faut atteindre l'année 1844, dans le cours de laquelle deux maisons s'ouvrirent : l'une, rue du Sable, sous la direction de la femme A......; l'autre, dans la Grande-Rue, sous celle de la femme C..... En 1846, la femme G..... élève une troisième maison, rue de l'Aubépin. Enfin, une quatrième, tenue par la femme H....., aurait été fondée au Martray, en 1848. Pour cette dernière, il n'y a rien de certain comme on le verra plus loin.

En présence de ces faits, l'administration ne pouvait plus rester indifférente, et, du moment où elle était impuissante à conjurer le mal, il était de son devoir d'en atténuer les effets en le soumettant aux réglements de police en usage en pareil cas. C'est alors que fut pris l'arrêté municipal publié en date du 22 juin 1849.

A partir de cette époque jusqu'au 1er janvier 1862, je vais donc pouvoir tracer l'histoire de la prostitution dans notre ville en m'appuyant uniquement sur les documents officiels, et plus ne me sera besoin d'avoir recours à ces renseignements qui, bien que fournis par des personnes dignes de foi et contrôlés avec soin les uns par les

autres, n'offrent jamais la certitude que donnent les pièces administratives.

§ 2.

**Deuxième période. — Du mois de juin 1849 au 1ᵉʳ janvier 1862.**

Le réglement concernant le service de santé et la police des filles
publiques, publié au mois de juin 1849 et signé par M. Martinet,
maire à cette époque, n'étant après tout qu'une copie incomplète de
ceux préexistant dans les villes voisines, j'hésitais à le reproduire. Ce
me paraissait être, en effet, une répétition bien inutile des mesures administratives généralement adoptées dans toutes les localités où il existe
des maisons de tolérance, puisque les articles qui semblaient devoir le
mieux répondre aux besoins les plus urgents imposés par la présence
de prostituées dans la ville de Château-Gontier, avaient été empruntés
à ces arrêtés. Mais, comme en établissant les conclusions auxquelles
ces recherches me conduisent, il me faudra démontrer combien cet acte
municipal est insuffisant dans les moyens d'action qu'il donne aux
agents de l'autorité pour obtenir une surveillance exacte et une bonne
réglementation de la prostitution, j'ai pensé qu'il était de toute justice
d'appuyer mes appréciations, puisqu'elles devenaient une critique,
par la reproduction complète de ce réglement que je me permettais
de juger.

### RÉGLEMENT

CONCERNANT LE SERVICE DE SANTÉ ET LA POLICE DES FILLES PUBLIQUES
DANS LA VILLE DE CHATEAU-GONTIER.

Le Maire de la ville de Château-Gontier,
Vu, etc., etc.
· Arrête les dispositions suivantes :

#### SECTION PREMIÈRE.

*Maisons de débauche et de prostitution.*

Art. 1ᵉʳ. — Aucunes maisons notoirement connues comme lieu de débauche
ne seront tolérées près des établissements publics, des églises, des pensionnats
et écoles d'instruction des jeunes filles et garçons.

Art. 2. — Les individus tenant les maisons de débauche seront assujettis, sous les peines portées par l'article 475, n° 2, du Code pénal, à la tenue du registre prescrit par la loi des 19 et 22 juillet 1791 et dont la formule leur sera délivrée par la police. Ce registre devra être représenté, à toute réquisition, aux officiers de police.

Les mêmes individus, dans les cas de bruit, tapage et scènes scandaleuses, seront tenus de déférer à l'instant à toutes les injonctions de la police, sous les peines portées par l'art. 471, n° 15, du Code pénal.

Les maisons de tolérance étant assimilées aux auberges et aux maisons garnies, toute personne qui y couche, même une seule nuit, doit être inscrite sur le registre dont il vient d'être parlé.

Art. 3. — Défenses sont faites à toutes personnes tenant maison publique de débauche, de recevoir aucune fille ou femme sans l'avoir préalablement inscrite sur le registre dont la tenue est ordonnée par l'article précédent.

Cette femme ou fille devra présenter à la mairie son acte de naissance, et de plus, si elle est étrangère, son passeport, ou, à défaut du passeport, les papiers de sûreté dont elle pourrait être porteur. Ces pièces seront déposées au bureau de police en échange d'une carte de sûreté, laquelle ne sera délivrée que sur le vu d'un certificat de bonne santé.

Art. 4. — Toute personne, tenant maison de débauche, qui serait convaincue d'y avoir attiré ou reçu des femmes mariées ou des filles mineures, sera poursuivie conformément à l'art. 330 du Code pénal. Il est expressément défendu aussi de recevoir des jeunes gens n'ayant pas l'âge de puberté, des élèves des collèges et pensionnats et des militaires après l'heure de la retraite.

Les filles âgées de moins de 21 ans, trouvées dans ces maisons, seront l'objet d'un rapport individuel et spécial au maire qui prescrira les mesures à prendre à leur égard.

Art. 5. — Défenses sont faites à toutes personnes tenant maison de débauche, ainsi qu'aux logeurs de filles et femmes prostituées, d'y avoir cabaret ou d'y donner à boire.

Art. 6. — Les maisons clandestines seront recherchées par la police, et ceux qui les tiendraient seront déférés aux tribunaux.

Art. 7. — Aussitôt qu'une personne, tenant maison de débauche, s'apercevra qu'une femme publique est malade, elle devra la séparer et l'empêcher de communiquer avec qui que ce soit ; la déclaration en sera faite immédiatement à la police chargée de faire procéder à la visite.

Art. 8. — Toute personne, tenant une maison de prostitution, est obligée de maintenir le plus grand ordre dans son intérieur ; de veiller à ce que les femmes qu'elle reçoit ne troublent en aucune manière la tranquillité publique ou celle des habitants voisins ; d'empêcher des scènes de débauche susceptibles d'être vues et de s'opposer aux propos grossiers pouvant être entendus des maisons voisines ou des passants.

Art. 9. — Toute contravention aux dispositions ci-dessus donnera lieu à la fermeture temporaire ou définitive de la maison de débauche, sans préjudice de toutes poursuites judiciaires, s'il y a lieu.

## SECTION DEUXIÈME.

### *Des Femmes et des Filles publiques considérées individuellement.*

Art. 10. — Toute fille ou femme, notoirement connue pour se livrer à la prostitution, sera inscrite sur un registre tenu à cet effet au bureau de police.

Art. 11. — Il sera délivré à chacune de ces femmes une carte d'inscription, dont elle devra toujours être munie, pour la représenter, à toute réquisition, aux officiers et agents de police.

Art. 12. — Les femmes ou filles publiques seront tenues, à chaque changement de logement, d'en faire, le jour même, la déclaration au bureau de police.

Cette disposition est applicable aux femmes publiques vivant dans une maison de débauche qui la quitteraient pour passer dans une autre ou pour se mettre en chambre.

Art 13. — Elles ne pourront refuser d'ouvrir leur porte, à toute heure et à toute réquisition, aux officiers et agents de police.

Art. 14. — Toute femme ou fille publique qui se livrerait, dans son appartement, à des scènes de débauche ou de prostitution, de manière à être vue des passants, des personnes logées en face ou dans le voisinage, sera arrêtée à l'instant et poursuivie comme coupable d'attentat aux mœurs et à la pudeur.

Art. 15. — Il est défendu aux filles publiques de fréquenter les promenades, les cabarets et les cafés, seules ou avec d'autres personnes.

Art. 16. — Il l'est aussi d'appeler les passants par signe ou autrement ; d'affecter une mise destinée à se faire reconnaître, ou de se placer dans les lieux publics ou même au-devant de leurs portes dans le but de provoquer à la débauche.

Art. 17. — Défenses sont faites à tous cabaretiers ou cafetiers de recevoir, dans leurs maisons, des filles ou femmes publiques, comme aussi de tenir des cabinets dits de prostitution.

Art. 18. — Les filles ou femmes étrangères à la ville, se livrant à la prostitution, pourront être arrêtées et poursuivies pour fait de vagabondage, et mises à la disposition de l'autorité.

Art. 19. — Les femmes publiques seront assujetties à la visite du médecin, une fois par semaine, au jour et dans le local indiqués par l'administration ; chaque visite sera constatée sur la carte d'inscription.

Art. 20. — Les femmes, reconnues malades, seront dirigées sur un hospice pour y être traitées.

Art. 21. — Nonobstant les visites obligatoires, il en sera fait de spéciales toutes les fois qu'une femme sera soupçonnée d'être atteinte de la maladie.

Art. 22. — Les individus, tenant maison de débauche, seront responsables de la visite des femmes publiques qu'ils logeront et ils devront, en conséquence, exiger d'elles la représentation des cartes constatant que cette visite a été subie.

Fait et arrêté à l'Hôtel de la Mairie de Château-Gontier, le 22 juin 1849.

Vu et approuvé :

*Le Préfet de la Mayenne,*
DIEU.

Pour copie conforme :

*Le Maire de Château-Gontier,*
MARTINET.

M. Martinet crut devoir compléter ce réglement par les articles additionnels suivants, publiés le 18 mars 1850 :

Art. 1er. — Les visites auront lieu le samedi de chaque semaine, du 15 avril au 15 septembre, à six heures du matin, et du 15 septembre au 15 avril, à dix heures.

La maison dans laquelle les visites auront lieu sera suffisamment indiquée par la notoriété publique, puisque l'administration en a pris location pour cet usage.

Art. 2. — (Il est relatif à la tenue que les femmes doivent observer au dispensaire pendant la visite.)

Art. 3. — Aucune maison de tolérance ou de prostitution ne sera ouverte à l'avenir sans une autorisation de l'administration à laquelle la demande en sera faite par une pétition, écrite et signée sur papier timbré. Les maisons, actuellement existantes, n'ayant pas encore été autorisées, devront être pourvues d'une décision qui en permettra le maintien, sous peine d'être supprimées comme lieu clandestin de débauche.

Art. 4. — L'administration déterminera le nombre de filles qui pourront être admises dans chaque maison.

Art. 5. — L'arrêté du 22 juin dernier ayant prescrit que les maisons dont il s'agit ne pourraient être établies ou tolérées près des établissements publics, il est ajouté à cette disposition qu'elles devront être placées à plus de cinquante mètres de distance des églises, de la mairie, de la sous-préfecture, du collége, des écoles primaires, des maisons d'éducation et pensions particulières, de la demeure des curés et desservants des communautés religieuses, des salles d'asiles, de la salle de la maternité, de la crèche, etc., etc.

Art. 6. — (Il est relatif à l'approbation du Préfet.)

Fait et arrêté à l'Hôtel de la Mairie de Château-Gontier, le 18 mars 1850.

Signé : MARTINET.

Le lendemain, 19 mars, parut l'arrêté en vertu duquel MM. les docteurs Huchedé et de Montozon étaient nommés médecins du dispensaire, et, à partir de ce jour, le service de police administrative et sanitaire des filles publiques fut définitivement organisé, sans qu'il y ait été apporté depuis aucune modification.

La formule, suivant laquelle se fait l'inscription, aux termes de l'art. 10 du réglement, est celle-ci :

*L'an mil huit cent ..... Aujourd'hui ....., par devant nous, Commissaire de police de Château-Gontier, s'est présentée, pour être inscrite comme fille publique, la nommée ..... native de ..... demeurant à .....*

*Laquelle, instruite par nous des réglements sanitaires et des réglements de police établis pour les filles de cette classe, nous déclare s'y soumettre et s'engage en conséquence à subir les visites périodiques de MM. les Médecins du dispensaire de salubrité, promettant de se conformer stricte-ment à toutes les règles prescrites pour la surveillance.*

*En foi de quoi, elle a signé avec nous.*

Enfin, pour en terminer avec les mesures administratives, disons que, par suite d'un arrêté de police du 7 août 1851, approuvé le 17 du même mois, les filles soumises sont tenues de payer une taxe de 1 fr. 50 à chaque visite qu'elles subissent.

Aucune carte, aucun livret n'étaient présentés à la signature du médecin pour constater leur état sanitaire et mon honorable prédécesseur, le docteur Huchedé, était obligé de dresser, *lui-même,* à chaque visite, *sur un simple cahier à feuilles blanches,* la liste nomitative des femmes qui s'étaient présentées et d'y noter leur état de santé. Si l'une d'elles était reconnue malade, il retenait la quittance que lui avait délivrée l'agent en recevant le montant de la taxe, et, du moment où en sortant de la salle de visite, la fille ne pouvait représenter cette pièce, elle était arrêtée.

Telles furent les conditions dans lesquelles se fit le service jusqu'au jour où me furent confiées les fonctions de médecin du dispensaire.

Bien que le réglement, concernant la prostitution et les prostituées, datât du mois de juin 1849, il ne fut mis à exécution qu'en mars 1850, c'est-à-dire aussitôt après la publication de l'arrêté complémentaire, et les premières inscriptions eurent lieu le 29 de ce mois. Quatorze femmes furent inscrites ce même jour, et, depuis cette époque jusqu'au 31 décembre 1861, il y a eu 311 inscriptions prises. (1) C'est donc une moyenne de 26 inscripitions par année.

Elles se répartissent de la manière suivante :

| Année 1850 (neuf mois seulement) | 30 inscriptions. |
|---|---|
| — 1851 | 21 — |
| — 1852 | 16 — |
| — 1853 | 23 — |
| — 1854 | 30 — |
| — 1855 | 22 — |
| — 1856 | 29 — |
| — 1857 | 44 — |
| — 1858 | 25 — |
| — 1859 | 24 — |
| — 1860 | 27 — |
| — 1861 | 20 — |
| TOTAL | 311 inscriptions. |

Sur ce nombre de femmes inscrites, 18 l'ont été d'*office*, et cette circonstance exige que je m'en occupe à part, puisque dans ce travail j'aurai surtout à signaler l'influence que peut avoir la prostitution clandestine par rapport à la prostitution tolérée, et ses conséquences vis-à-vis la société.

Restent donc 293 femmes dont l'inscription a été volontaire et qui vont tout d'abord fixer notre attention.

(1) 313 inscriptions au registre de police; mais les filles enregistrées, l'une sous les nos 192 et 199, l'autre sous les nos 279 et 280 n'ont été réinscrites que par suite d'une erreur de l'agent, puisque la première ne faisait que de changer de maison sans quitter la ville; et pour la seconde, les deux inscriptions portent les mêmes dates d'arrivée et de départ.

Comme on l'a pu voir en lisant la formule d'inscription citée précédemment, en dehors de sa soumission aux réglements de police, deux
formalités seulement sont exigées de la fille qui se présente : sa signature et indiquer son lieu de naissance. L'âge, la profession, les causes
qui ont pu la déterminer à se prostituer, la maison dans laquelle elle
entre, sa demeure précédente, les causes de son départ, etc., etc,, tous
ces renseignements sont laissés dans l'oubli. La présentation de l'acte
de naissance n'est point réclamée bien qu'il soit exigible d'après
l'art. 3 du réglement ; et même la signature qui, réglementairement
aussi, doit certifier l'acceptation par la femme de l'acte dont on lui a
donné lecture, n'existe qu'après la 155ᵐᵉ inscription prise au mois de
mai 1856, c'est-à-dire plus de six ans après l'ouverture du registre.
La date du départ et la localité que les femmes se proposaient d'habiter
en quittant Château-Gontier a presque toujours été notée avec soin
bien que ce ne fût pas demandé. On peut du reste dire d'une manière
générale que les inscriptions deviennent d'autant plus complètes que
leur nombre augmente, les agents, chargés d'y procéder, comprenant
sans doute mieux l'importance de ces renseignements qu'on avait
oublié de signaler à leur vigilance. Il existe aussi quelques notes particulières dont j'aurai soin de tenir compte s'il y a lieu.

Ainsi, rechercher quels sont les départements qui fournissent le
plus au recrutement des filles de maison dans notre ville ; faire connaître la durée de leur séjour et les villes vers lesquelles elles se
dirigent le plus communément à leur départ ; noter enfin quelle est
leur éducation ; tels sont les seuls renseignements qu'il me soit possible de donner d'après les documents officiels recueillis pendant cette
seconde période.

Parmi les filles inscrites volontairement, il en est un certain nombre
qui ont fait un ou même plusieurs séjours à Château-Gontier. 52 sont
dans ce cas, et la réinscription a été demandée :

        par une prostituée. . . . .    trois fois.
        par onze,      . . . . .    deux fois.
        par quarante,    . . . . .    une fois.

C'est donc un chiffre de 65 réinscriptions répétées pour 52 femmes
à déduire du chiffre total 293, car, à leur retour, elles avaient les

mêmes renseignements à fournir, et il est évident que les reproduire donnerait lieu à des conclusions erronées, lorsque j'aurai à
comparer les chiffres entre eux.

En réalité les recherches ne doivent donc porter que sur **228** filles
ou femmes inscrites volontairement.

### DÉPARTEMENTS AUXQUELS ELLES APPARTIENNENT :

Par ordre de fréquence ils peuvent être classés de la manière suivante :

| | | | |
|---|---|---|---|
| Mayenne | 51 | *Report.* | 204 |
| Maine-et-Loire | 30 | Aisne | 1 |
| Ille-et-Villaine | 30 | Aude | 1 |
| Sarthe | 15 | Cantal | 1 |
| Loire-Inférieure | 12 | Eure-et-Loir | 1 |
| Côtes-du-Nord | 12 | Indre | 1 |
| Finistère | 8 | Jura | 1 |
| Morbihan | 8 | Marne | 1 |
| Manche | 6 | Moselle | 1 |
| Orne | 5 | Basses-Pyrénées | 1 |
| Calvados | 4 | Bas-Rhin | 1 |
| Indre-et-Loire | 4 | Haut-Rhin | 1 |
| Seine-et-Oise | 4 | Savoie | 1 |
| Vienne | 3 | Seine | 1 |
| Eure | 2 | Deux-Sèvres | 1 |
| Nièvre | 2 | Somme | 1 |
| Pas-de-Calais | 2 | Tarn-et-Garonne | 1 |
| Puy-de-Dôme | 2 | Vendée | 1 |
| Seine-Inférieure | 2 | Haute-Vienne | 1 |
| Yonne | 2 | Vosges | 1 |
| *A reporter.* | 204 | TOTAL. | 223 |

Trois étaient étrangères à la France :
Une Écossaise, une Hollandaise, une Prussienne. . . . . . 3
Deux n'ont pas fait connaître leur origine. . . . . . . 2

TOTAL. . . . . . 228

Parmi les 51 femmes, nées dans le département de la Mayenne, 19,

c'est-à-dire un peu plus d'un tiers, appartiennent à notre arrondissement, et se répartissent ainsi entre les divers cantons :

Ville de Château-Gontier. . . . . . 7
Canton de Château-Gontier . . . . . 5
—      Craon. . . . . . . . . 2
—      Cossé-le-Vivien. . . . . . 2
—      Saint-Aignan-sur-Roë . . . 1
—      Bierné . . . . . . . . 1
—      Grez-en-Bouère. . . . . . 1

DURÉE DU SÉJOUR DES PROSTITUÉES DANS NOTRE VILLE.

Je n'ai aucun renseignement sur 72 femmes, la date de leur départ
n'ayant pas été notée.

1 native de Château-Gontier, s'est présentée au bureau de police
pour être inscrite, et elle est aussitôt partie pour Angers.

56 sont restées moins d'un mois.
46      —      plus d'un mois.
32      —      plus de deux mois.
11      —      plus de trois mois.
19      —      plus de quatre mois.
17      —      plus de cinq mois.
6      —      plus de six mois.
8      —      plus de sept mois.
4      —      plus de huit mois.
4      —      plus de neuf mois.
6      —      plus de dix mois.
3      —      plus de onze mois.
4      —      plus d'un an.
3      —      plus de dix-huit mois.
1      —      plus de deux ans.
293

Il était inutile, je crois, de s'occuper à part des prostituées qui sont
revenues une ou plusieurs fois habiter Château-Gontier, et de comparer les divers séjours qu'elles y avaient pu faire, ce renseignement
ne conduisant à aucun résultat pratique. La seule chose qui m'ait

paru importante, était de fixer pour chacune d'elles le temps écoulé entre son arrivée et son départ, et de faire remarquer combien, en général, elles demeurent peu dans la même ville, puisqu'un *cinquième* d'entre elles (56 sur 293) ne sont pas restées un mois entier, et que près de la *moitié* (134 sur 293) n'ont pas accompli leurs trois mois de séjour. Quant aux filles qui sont demeurées au-delà d'une année, j'ai pu, sur les huit qui entrent dans cette catégorie, en connaître trois, et leur long séjour s'explique par le choix qu'elles avaient fait d'un amant attitré auquel elles étaient fort attachées.

LOCALITÉS QUE VONT HABITER LES PROSTITUÉES EN QUITTANT NOTRE VILLE.

| 98 sont allées à Angers. | 201 | |
|---|---|---|
| 47 — à Laval. | 1 est allée à Granville. | |
| 24 — à Rennes. | 1 — à Lorient. | |
| 11 — au Mans. | 1 — à Loiré (1). | |
| 6 — à Saumur. | 1 — à Lyon. | |
| 4 — à Alençon. | 1 — à Nantes. | |
| 4 — à Mayenne. | 1 — à Rambouillet. | |
| 3 — à Saint-Malo. | 1 — à Rhodez. | |
| 1 est allée à Bourbon-Vendée. | 1 — à Sablé. | |
| 1 — à Cholet. | 1 — à Segré. | |
| 1 — à La Flèche. | 1 — à Toul. | |
| 1 — à Fougères. | 1 — à Tours. | |
| 201 *à reporter*. | 212 | |

Ces 212 femmes n'abandonnaient notre ville que pour se livrer de nouveau à la prostitution dans les diverses localités que je viens d'indiquer. Donc :

212

4 femmes sont parties furtivement sans réclamer leur passeport au bureau de police. Deux sont allées habiter Angers ; on ne sait ce que les deux autres sont devenues.

216 *à reporter*.

(1) Cette femme a donné un faux renseignement ou n'est retournée que momentanément dans sa famille.

2

216

1 après avoir été pendant quatre mois et demi en maison, a été autorisée à vivre isolément en chambre, et est restée soumise à la visite pendant deux ans et demi, jusqu'au jour où elle a pris la direction d'un lieu de tolérance.

3 ont été rayées du registre d'inscriptions parce qu'elles devenaient maîtresses de maison.

5 ont été dispensées de la visite parce que, mises en chambre par leurs amants, ceux-ci sont venus eux-mêmes au bureau de police déclarer qu'ils s'engageaient à les entretenir.

1 est également signalée comme ayant été *retirée de la visite*, sans aucune note explicative, et, comme elle était mariée au moment de son inscription, il reste à savoir si cette radiation est due à son mari ou à un amant répondant.

1 autre a été rayée du registre de police parce qu'elle était recueillie par un ouvrier avec lequel, encore aujourd'hui, elle vit maritalement. Cette femme a tenu maison de l'année 1854 à 1856.

1 enfin a mérité sa radiation par sa bonne conduite.

3 sont sorties de maison parce qu'elles se mariaient.

5 sont rentrées dans leur famille.

1 mariée antérieurement à son inscription, est retournée avec son mari.

1 a été replacée à l'hospice de Laval sur l'ordre du Procureur impérial : probablement elle était enfant trouvé.

1 a été renvoyée parce qu'elle même a déclaré n'avoir que vingt ans. Elle s'est rendue à Laval en quittant Château-Gontier.

5 sont entrées dans une maison religieuse, une à Saumur et quatre à la Miséricorde de Laval.

49 n'ont donné aucun renseignement.
___
293


### DEGRÉ D'INSTRUCTION DES PROSTITUÉES.

Pour établir le degré d'instruction que possédaient les prostituées soumises à mon observation, il m'a fallu, comme tous mes devanciers, avoir recours à leur signature. Sur 293 filles inscrites, 161 d'entre elles, c'est-à-dire un peu plus de la moitié, ont été appelées à remplir cette formalité. Mais comme, parmi ces 161 femmes qui ont signé leur acte d'inscription, 33 ont été réinscrites une ou plusieurs fois, en réalité le renseignement ne se trouve avoir de valeur que dans 128 cas.

Sur ce chiffre on compte :

83 femmes, c'est-à-dire les deux tiers, ne sachant ni lire ni écrire.

21 — c'est-à-dire le sixième, signant tellement mal qu'on peut regarder leur instruction comme nulle ;

19 — c'est-à-dire presque le sixième, sachant signer ;

5 — enfin dont l'écriture est correcte, sans que pour cela on puisse en conclure qu'elles aient eu une instruction suffisante pour leur faire comprendre le degré d'avilissement auquel elles se sont abaissées.

_____

128

Ce serait donc, en résumé, sur un total de 128, *vingt-quatre femmes* seulement sachant lire et écrire tout juste ce qui est nécessaire pour qu'on ne puisse pas dire que leur ignorance est complète ; soit, par conséquent, les *cinq sixièmes* sans aucune instruction.

Enfin, aux renseignements qui précèdent, je dois ajouter :

1° Que, sur ces 293 filles, une seule s'est rendue coupable d'un vol ;

2° Que la fille inscrite sous le n° 278, née à Château-Gontier, n'ayant pas ses vingt-et-un ans accomplis, a pu obtenir l'inscription qu'elle sollicitait uniquement *parce que son père est venu au bureau de police lui donner son consentement*, et si la signature de ce dernier ne figure pas à côté de celle de la fille au bas de l'acte d'inscription, c'est *qu'il ne savait pas écrire;* M. le commissaire de police a bien eu soin de spécifier cette circonstance.

§ 3.

### Des Maisons publiques.

Il me faut maintenant faire connaître le nombre des maisons publiques qui existèrent à Château-Gontier de 1850 à 1862, et le chiffre qu'atteignit chaque année l'ensemble des filles présentées à l'inscription par les maîtresses pour être soumises à la visite.

En 1850, on compte 3 maisons qui présentèrent 30 femmes.

| 1851, | — | 2 maisons | — | 21 | — |
|-------|---|-----------|---|----|----|
| 1852, | — | 2 maisons | — | 16 | — |
| 1853, | — | 4 maisons | — | 23 | — |
| 1854, | — | 5 maisons | — | 30 | — |
| 1855, | — | 6 maisons | — | 22 | — |
| 1856, | — | 6 maisons | — | 29 | — |
| 1857, | — | 4 maisons | — | 44 | — |
| 1858, | — | 3 maisons | — | 25 | — |
| 1859, | — | 3 maisons | — | 24 | — |
| 1860, | — | 4 maisons (1) | — | 27 | — |
| 1861, | — | 3 maisons | — | 20 | — |

Ces chiffres diffèrent un peu des renseignements obtenus, de vive voix, des personnes auxquelles l'agent, prié par moi de faire ces recherches, avait cru devoir s'adresser, mais ils sont ceux auxquels on doit s'arrêter, car ils ont une valeur presqu'officielle, étant contrôlés par les annotations portées au registre d'inscriptions. Ce qui a pu produire cette différence, surtout dans les premières années : 1849, 1850, 1851 et 1852 (2), c'est que, comme on le verra plus loin, il y avait, au faubourg du Martray, plusieurs femmes de mauvaise vie, soumises à la visite, qui recevaient chez elles des filles débauchées ; on a donc pu croire que ces maisons étaient des lieux de prostitution, bien qu'ils ne fussent pas autorisés.

Je n'ai point à insister, quant à présent, sur la décroissance progressive qu'on observe, à partir de l'année 1858, dans le chiffre des maisons publiques et dans le nombre des pensionnaires qui les habitent. Plus tard il me faudra revenir sur ce fait et en rechercher les enseignements.

Quelle que soit l'époque à laquelle les premières maisons de dé-

---

(1) En 1860, le nombre des maisons est promptement retombé à trois, une des anciennes ayant fermé huit mois après l'ouverture de la nouvelle.

(2) Dans la note qui m'avait été remise par l'agent, le nombre des maisons était fixé :

| 1849. | . . . . | 4 maisons. | 1851. | . . . . | 4 maisons. |
|-------|---------|------------|-------|---------|------------|
| 1850. | . . . . | 4 » | 1852. | . . . . | 3 » |

bauche se sont ouvertes à Château-Gontier, il est une chose certaine, c'est que, comme je l'ai déjà dit, plusieurs d'entre elles existaient avant 1850, c'est-à-dire antérieurement au jour où l'autorité municipale crut devoir mettre en vigueur les mesures adoptées l'année précédente dans le but de réglementer la prostitution, et même, je le répète, c'est précisément l'existence de ces maisons qui nécessita ces mesures.

J'ai vainement cherché dans le *Recueil des actes administratifs* les arrêtés par lesquels le Maire de Château-Gontier accorda la tolérance aux divers lieux de débauche ouverts à cette époque. Jusqu'à ce jour, tant pour les maisons préexistantes que pour celles qui se sont élevées postérieurement à 1850, les autorisations ont été données verbalement. Le Maire fait savoir au Commissaire de police qu'il ne s'oppose pas à la demande qui lui est adressée de créer une maison publique ; le Commissaire délivre un registre de logeur au demandeur, et toutes les formalités sont remplies. Chose singulière ! les maires qui se sont succédé ne donnent pas leur autorisation par écrit, aucun acte administratif ne certifie l'existence légale de la maison de prostitution, et si, par une cause quelconque, l'un de ces lieux doit être fermé, on trouve alors l'arrêté qui constate la décision prise et la justifie par les considérants sur lesquels elle s'appuie. C'est même à l'aide de ces pièces, de divers jugements rendus par le tribunal de Château-Gontier et de quelques renseignements pris près de personnes sûrement informées, qu'il va m'être possible de tracer en quelques lignes l'histoire des maisons publiques qui ont existé jusqu'à ce jour dans notre ville.

Avant 1850 il y avait, ainsi que je l'ai dit, trois maisons de débauche : l'une, tenue par la femme A...., rue du Sable ; une seconde, par le sieur C...., Grande-Rue, — toutes deux datant de 1844 ; une troisième, dirigée par la fille G....., rue de l'Aubépin, ouverte en 1846 ; enfin peut-être y avait-il au Martray une quatrième maison, conduite par la femme H..... — En effet, celle-ci, interrogée à plusieurs reprises, a déclaré, dans une première note, qu'elle avait ouvert maison en 1848, et, dans une seconde, au mois de mars 1853. L'indication de cette dernière année semble être vraie en tant que maison autorisée, car on trouve à l'inscription de cette femme, n° 42 du registre, cette annotation du Commissaire : « *Dispensée de la visite le* 22 *septembre* 1853 ; *devenue maîtresse de maison.* » Probablement elle était dans sa chambre au Martray et y donnait asile à des filles prostituées. C'est là ce qui fait qu'une première fois elle a dit que dès 1848 elle tenait maison, mais elle n'était pas officiellement confirmée dans sa dignité de maîtresse, et par cela même elle restait soumise à la visite.

D'après de nouveaux renseignements obtenus le 21 juillet 1868, et dus à une personne qui, en ce temps-là, habitait une maison de prostitution, il y avait au Martray, en 1849, trois femmes qui louaient des chambres garnies : 1° la veuve C......, qui avait chez elle une femme Em. L......; 2° la femme B....., chez laquelle logeaient trois filles, M...., R......, et une inconnue ; 3° enfin la veuve B...., qui, en surplus de la femme qu'elle logeait, prostituait sa fille, aujourd'hui femme G....., habitant encore le Martray.

Donc, en toutes circonstances, l'existence d'une ou plusieurs maisons de débauche dans ce quartier de la ville semble certaine de 1848 à 1850. Au reste ce faubourg a conservé dans la population une réputation qui paraît établir ces faits d'une façon incontestable, sans qu'on puisse toutefois les préciser par des actes officiels.

Quant aux trois premiers établissements, leur fondation antérieure à la promulgation du réglement municipal est administrativement constatée, car, dès cette même année 1850, en date du 4 décembre, se trouvent trois arrêtés qui prononcent leur fermeture : le premier parçe qu'il n'est pas distant de cinquante mètres de la Maternité ; le second, parce que cette même distance de cinquante mètres ne le sépare pas d'un pensionnat de jeunes filles ; le troisième enfin, parce qu'il occupe une partie d'une maison commune avec le sieur G....., cabaretier ; que la maîtresse qui le tient ne spécifie pas le nombre de filles qu'elle veut entretenir. et que, *bien qu'ouverts avant la mise en vigueur des deux arrêtés réglementant la prostitution,* ces établissements sont de fait soumis à toutes les conditions qui y sont prescrites.

En dehors de ces trois actes administratifs il n'existe aucun autre document relatif aux maisons publiques qui puisse me venir en aide dans les recherches que j'ai entreprises.

Ainsi, comme on le voit d'après les arrêtés précédents, les lieux de tolérance tenus par la femme A...., le sieur C.... et la fille G..... sont fermés par mesure administrative. Cette dernière seule ne reparaît plus comme maîtresse de maison, car plus tard on la retrouve inscrite comme femme publique. Mais tout aussitôt les deux autres reprennent leur honteux commerce sans qu'il soit possible d'établir, par une pièce officielle, comment l'autorité toléra la réouverture de leur maison. A la rigueur on peut comprendre les raisons qui firent que la femme A.... put de nouveau être autorisée, car les renseignements qu'elle a donnés portent que, fermée provisoirement à la fin de 1850, parce que sa maison était trop près de l'église Saint-Joseph (Maternité), ayant transféré son domicile rue Couverte, elle obtint, au mois de juin suivant, une nouvelle tolérance. Quant au sieur C...., impossibilité absolue de savoir ce qui s'est passé à son égard, car il dit qu'ayant ouvert maison rue de la Harelle, il y resta trois ans ; qu'en 1847 il alla demeurer dans la Grande-Rue, et qu'il y resta jusqu'au jour (23 juin 1856) où l'autorisation lui fut retirée par suite d'un vol commis chez lui. De l'arrêté du 4 décembre 1850 il n'en ouvre pas la bouche, et il semble qu'il ne veut pas s'en souvenir.

De 1850 à 1862, sept maisons ont été successivement ouvertes à Château-Gontier, les unes de nouvelle création, les autres succédant à d'anciens établissements fermés ou volontairement ou administrativement. J'ai pu, par des renseignements recueillis de divers côtés, notamment auprès des personnes ayant tenu ces différents lieux de débauche, et en contrôlant leurs réponses par les quelques notes officielles que j'avais entre les mains, établir leur histoire de la manière suivante :

1° En 1853, la femme J....., inscrite comme fille publique sur le registre de police, est rayée des contrôles de la visite parce qu'elle devient maîtresse de maison, Grande-Rue. En 1855, dit-elle, elle ferme son établissement. Est-ce volontairement, est-ce par suite d'un arrêté municipal ? Rien ne nous l'apprend ; et même cette époque de 1855 est-elle bien la vraie ? Les souvenirs de la femme J..... semblent assez confus sous le rapport des dates, puisqu'elle dit avoir commencé à tenir un lieu de tolérance en 1851, tandis que le registre officiel constate qu'une première fois, le 6 décembre 1851, une deuxième, le

15 avril 1853, elle était inscrite comme prostituée soumise à la visite, et que, sur cette seconde inscription, le 15 septembre 1853, le Commissaire note en marge qu'elle en est dispensée pour la cause précédemment citée. Ce qu'il y a donc de certain, c'est qu'elle a dirigé un lieu public ouvert après 1850 et fermé avant 1860.

J'ai tenu à signaler cette divergence entre les dates officielles et celles assignées par la femme J..... afin de montrer quelles difficultés j'ai eues pour obtenir l'à-peu-près de la vérité. Et maintenant je dirai, pour les faits qui vont suivre, si les années ne sont pas exactes, ce qui est hors de doute c'est que la période à laquelle ils appartiennent est bien dans le laps de temps compris de 1850 à 1862.

Dans cette même année 1853, au mois de septembre, d'après le registre d'inscriptions, la femme H..... est acceptée par l'autorité comme maîtresse de maison.

2° En 1854, la femme G..... ouvre un lieu de prostitution rue du faubourg d'Ollivet. Le 7 juillet 1856, elle est condamnée par le Tribunal pour débit clandestin de boissons, et, le 22 juillet suivant, la tolérance lui est retirée, vu la mauvaise tenue de sa maison. La fille Cécile D......., femme B..., la remplace.

3° En 1855, L. B......, fille inscrite depuis 1850, obtient l'autorisation de fonder une maison de débauche, rue des Quatre-Vents.

4° En 1856, la fille M...., inscrite en 1855, crée au Martray une nouvelle maison. Autorisée en février, le 28 août de la même année elle la ferme volontairement pour vivre avec son amant. *(Note officielle.)*

5° En 1857, au mois de novembre *(date officielle,* 1*)*, la tolérance est retirée au sieur C...., à la suite d'une condamnation pour un vol commis dans sa maison. La fille Cécile D..., femme B..., qui, depuis quelques mois, a réouvert au pont d'Ollivet un nouvel établissement en remplacement de la femme G....., lui succède, et, l'année suivante, elle est à son tour remplacée par L. B......, quand l'administration fit fermer sa maison pour mauvaise tenue.

En 1859, il n'y a plus que trois lupanars : L. B......, qui, de la

---

(1) Cette date diffère de celle (23 juin 1856) indiquée plus haut par le sieur C.... lui-même. Bien qu'elle soit erronée, puisque novembre 1857 est la date officielle, j'ai tenu à la noter, car elle est celle d'une première condamnation pour débit clandestin de boissons.

Grande-Rue, est allée habiter rue Noël ; A...., rue Couverte, et H....., au Martray.

6° Au mois de mars 1860, la femme A.... vend son établissement à M<sup>me</sup> R......, qui vient demeurer rue de la Harelle.

7° Dans ce même mois, M. B....., fille soumise mais exerçant isolément, fonde un nouveau lieu de prostitution dans le local que le transfert de la maison R...... a laissé libre.

En octobre de cette même année, la femme H....., du Martray, ferme volontairement, en sorte que, à la fin de l'année 1860, il ne reste plus à Château-Gontier que trois maisons de tolérance : L. B......, rue Noël, R......, rue de la Harelle, et M. B....., rue Couverte.

Ainsi, de 1844 à 1860, onze maisons publiques ont été créées à Château-Gontier. Toutes, sauf celles tenues par la femme A...., la femme H..... et le sieur C...., n'ont eu qu'une existence très-passagère et successivement elles ont disparu, soit volontairement, soit, et c'est le cas le plus fréquent, par mesure correctionnelle. Jusqu'en 1855 et 1856 leur nombre va en progressant, et en cette année six établissements, comprenant un personnel de vingt-cinq à trente femmes, se font concurrence. En 1857, le chiffre des femmes est encore plus considérable, bien que déjà une maîtresse ait volontairement fermé sa maison, ouverte depuis quelques mois seulement. Puis, à partir de 1858, le nombre des lieux publics décroît pour ne plus se relever, et en 1860 il n'en reste plus que trois.

Depuis ce moment jusqu'à l'époque actuelle (février 1869), il n'y a plus aucune mutation à signaler même dans le nom des propriétaires (1), et, pour cette cause, je terminerai dès à présent l'exposé des faits qui ont rapport aux maisons publiques, afin de n'avoir plus à revenir sur ce sujet.

---

(1) *Mutations survenues depuis le mois de février 1869 :*

L. B...... a cédé son établissement, le 14 novembre 1869, à M. L...... pour la somme de 700 fr. par an. — M<sup>me</sup> R...... a loué, au mois de décembre 1869, au prix de 200 fr. par mois, sa maison à M<sup>me</sup> L...., et celle-ci, en mai 1871, a fermé clandestinement et est partie laissant des dettes nombreuses. Aujourd'hui (juin 1871) il n'y a donc plus que deux maisons de tolérance à Château-Gontier.

Ces lieux ne différant en rien de ce qu'ils sont partout ailleurs, je n'ai point à m'occuper de leur mode d'organisation, et, si je m'arrête à quelques détails, c'est qu'ils doivent trouver leur application dans mes conclusions. Je les donnerai, du reste, avec la plus grande brièveté.

Il y a toujours trois ou quatre femmes par maisons. Chacune d'elles paie à la maîtresse une pension de *deux* francs par jour, et, en retour, celle-ci lui doit le logement, l'éclairage, le chauffage et la nourriture. Le blanchissage reste à leur compte. Toute dépense, soit de table en dehors du régime ordinairement adopté, soit pour toute autre cause, frais de maladie par exemple, est également à leur charge. Même quand une fille est atteinte d'une affection contagieuse et envoyée au dispensaire de Laval, le montant des journées d'hôpital lui est retenu. Enfin leur gain se partage par moitié avec la maîtresse.

On peut conclure de cet exposé qu'en réalité la malheureuse est exploitée aussi largement que possible, et il n'est pas surprenant que, quand une femme est tombée assez bas pour être forcée de chercher un refuge et ses moyens d'existence dans un lieu de prostitution, dès les premiers jours, elle se trouve avoir contracté une dette dont la moyenne varie de suite de deux à trois cents francs.

Lorsqu'une fille quitte une maison pour passer dans une autre, le maître qui l'emmène rembourse ce qu'elle doit, et jamais il ne manque à cette convention que ces honorables industriels ont tacitement établie entre eux, car ils savent que les dettes sont une des mailles les plus solides de la chaîne qui tient ces infortunées pour toujours rivées à leurs établissements; et, si parfois elles viennent à la briser, ce n'est que par quelques circonstances exceptionnelles, sur lesquelles j'aurai probablement à revenir.

§ 4.

**Troisième période. — Du 1ᵉʳ janvier 1862 au 1ᵉʳ janvier 1869.**

Dès les premières visites sanitaires que je fus appelé à faire, les difficultés avec lesquelles j'allais me trouver aux prises, tant sous le rapport médical qu'administratif, commencèrent à se montrer.

Médicalement : une visite hebdomadaire était bien suffisante; la plupart des villes sont dans ce cas, et d'ailleurs, s'il y a lieu, les contre-visites sont prescrites par le réglement (art. **21**). Donc, à cet égard, rien de plus à désirer. Mais il est une circonstance qui, dès le début, me mit dans l'embarras. Lorsqu'une femme est atteinte d'une affection contagieuse elle doit être envoyée, pour y être traitée, à la prison de Laval où se trouve l'hospice des vénériennes. La ville de Château-Gontier paie la voiture pour aller; quant aux journées d'hôpital (un franc) et au retour ils sont au compte de la maîtresse de maison qui, comme je l'ai dit, n'oublie pas de se faire rembourser ses avances. Le médecin qui n'a point à se préoccuper de ces détails, une fois son diagnostic sûrement établi, fait son certificat en consé- quence, et la police est chargée de veiller à l'accomplissement des formalités prescrites. Mais, quand un cas est douteux, comme cela arrive d'autant plus souvent pour les écoulements vaginaux ou uréthraux que les femmes ont toute facilité à le dissimuler, ou encore, quand une plainte étant portée par un individu contre une fille qu'il soupçonne de l'avoir infecté, rien ne vient confirmer son dire, que me fallait-il faire? L'envoyer à Laval était chose difficile, d'abord vu les frais que ce déplacement occasionne et qui pouvaient être inutiles, puis, et cette dernière raison me paraissait seule digne de considération, ne serait-ce pas une atteinte portée à mon autorité vis-à-vis les filles soumises à mon examen si, surtout au commen- cement, mon diagnostic n'était pas validé. Aussi, lorsqu'aux termes de l'arrêté municipal qui me nommait médecin du dispensaire, j'a- dressai au Maire mon premier rapport trimestriel sur les besoins du service, je le terminais en disant :

« Pendant les trois mois qui viennent de s'écouler, quatre femmes » ont dû être *consignées* à leur domicile, SOUS LA RESPONSABILITÉ DE LA » MAITRESSE DE MAISON. Ces femmes resteront-elles dans leur chambre » jusqu'au moment où la consigne sera levée? Il est probable que non. » Descendant à la salle commune, elles y seront en butte aux pro- » vocations des hommes qui les viendront visiter; à leurs plaisan- » teries, si ces provocations éprouvent un refus. De plus les maîtresses » de maison se trouvent dans l'alternative si difficile de résister à » l'attrait du gain et surtout d'avouer qu'une de leurs femmes est

» soupçonnée de maladie, ce qu'elles regardent comme un déshonneur
» pour leur établissement. N'est-ce pas là un fait excessivement dan-
» gereux, méritant une sérieuse considération et dont vous compren-
» drez toute la portée. Vous le signaler, Monsieur le Maire, c'est en
» hâter la solution, et j'ose espérer que vous voudrez bien accéder à la
» demande que j'ai faite de créer une *salle* dite *des Consignées*. Ceci
» est surtout de la plus grande nécessité pour les filles qui pourraient
» être arrêtées se livrant à la prostitution clandestine. » (1)

Je dois ajouter que cette demande, plusieurs fois réitérée, n'a pas
encore reçu la solution que j'espérais. Il en est de même pour quelques autres, d'ordre administratif il est vrai, que j'avais cru devoir
également faire dans l'intérêt du service et parce qu'elles me semblaient devoir contribuer à assurer la santé publique.

Ainsi, j'avais exprimé le désir que le règlement fût révisé ; surtout
qu'il y fût ajouté, relativement aux prostituées clandestines, un chapitre dans lequel on eût spécifié avec soin, et pour écarter tout doute,
les circonstances dans lesquelles une fille peut être considérée comme
se livrant à la prostitution, et les formalités à remplir pour l'inscrire
d'office. On pourra voir, lorsqu'il sera traité de la prostitution clandestine, quelle importance il y avait à ne rien laisser dans le vague
sous ce rapport.

J'avais également demandé l'addition d'articles établissant la responsabilité des maîtresses de maison et la pénalité dont elles seraient
passibles en cas d'infractions.

Jusqu'à ce jour, bien qu'animé des meilleures intentions, Monsieur
le Maire n'a pu réaliser ces réformes dont il a cependant lui-même
reconnu l'urgence. Toutefois, quelques modifications ont été apportées
dans la manière de faire le service.

Il est d'abord une mesure adoptée sur mon conseil et que je crois
devoir mentionner : depuis 1862, chaque femme, quand elle a signé
son acte d'inscription, reçoit un livret imprimé sur lequel je constate
son état sanitaire à chaque visite, en sorte qu'il m'est toujours possible de retrouver l'observation médicale des prostituées que j'ai eu
à examiner. L'administration a cru devoir se rembourser des frais

(1) Rapport trimestriel adressé au Maire, le 7 avril 1862.

que lui occasionne l'impression de ce livret en le vendant 0,25 centimes aux filles inscrites.

Puis, de son initiative, le Maire a décidé que toute fille serait tenue de subir une visite à son arrivée et à son départ. Toute domestique de maison, qui n'a pas 40 ans, est soumise au règlement sanitaire.

Enfin, et ceci est exclusivement administratif, la visite, qui se faisait dans un local approprié, a lieu, depuis le 18 juin 1864, à domicile. Cette décision a été prise à la demande d'un conseiller municipal qui trouvait scandaleux de voir les filles publiques traverser la ville pour se rendre au dispensaire.

En 1863, les recherches que déjà j'avais pu faire sur la prostitution, m'ayant convaincu de l'importance de cette question tant sous le rapport de l'hygiène qu'au point de vue social, je résolus de rendre mes observations aussi complètes que possible pour l'étudier sous toutes ses faces, en prenant néanmoins pour principe bien arrêté de ne m'en occuper qu'en ce qui concerne la science médicale et de laisser strictement de côté tout ce qui est administratif.

Cependant, comme on ne peut nier que la prostitution, eu égard à la santé publique, ne soit une source de dangers très-graves pour la société ; comme on doit, je le crois, faire tous ses efforts non pour la détruire, ce qui serait une utopie, mais pour en arrêter les progrès, il fallait, en premier lieu, me rendre compte des causes qui peuvent conduire une jeune fille à se prostituer, et dès lors, entrer dans certains détails de son existence qui, bien que paraissant au premier abord devoir être spécialement recherchés par l'autorité, intéressent en réalité au plus haut point le médecin hygiéniste.

On a vu combien étaient restreintes les questions adressées par le commissaire à la femme qui vient réclamer son inscription : son nom, son lieu de naissance, sa signature, voilà tout ce qu'on exigeait d'elle. J'obtins de l'autorité que les renseignements fussent plus étendus et je fis préparer des feuilles où se trouvaient imprimées à l'avance une série de demandes dont l'ouvrage de Parent-Duchâtelet m'a fourni le modèle, et qui sont en partie celles qu'on adresse à la femme qui se fait inscrire à la Préfecture de police de Paris.

J'ai pris soin, en interrogeant moi-même les prostituées, de contrôler les réponses faites à l'agent et de les compléter, en sorte que je suis parvenu à obtenir un nombre d'observations assez considérable pour pouvoir, dès à présent, en déduire les conséquences précises, puisqu'elles s'appuient sur des chiffres, et formuler mes conclusions d'une façon générale.

Du 1$^{er}$ janvier 1862 au 1$^{er}$ janvier 1869, 180 filles ont dû être portées sur les registres de prostitution de la ville de Château-Gontier. Je dis : ont dû être portées, car cinq d'entre elles, quatre en 1867, une en 1868, n'ont pas été inscrites, les maîtresses de maison ayant négligé de les conduire au bureau de police. Mais comme en définitive elles ont été soumises à la visite, elles doivent évidemment ne point être laissées de côté dans cette statistique. C'est donc une moyenne de 25 à 26 inscriptions par année. Au reste en voici la répartition annuelle :

En 1862 il y eut 29 inscriptions.
  1863    —    27    —
  1864    —    31    —
  1865    —    19    —
  1866    —    21    —
  1867    —    25    —
  1868    —    28    —
                180 inscriptions.

Sur ce total de 180 femmes inscrites, 10 l'ont été d'office parce qu'elles se prostituaient clandestinement dans notre ville, et les faits qui les concernent doivent être reportés à ce chapitre ; 13 étant revenues à Château-Gontier ont été réinscrites une seconde fois ; 3 ont été inscrites trois fois.

Procédant donc comme précédemment, et défalquant du chiffre total ces femmes qui, au nombre de 29 (10 inscrites d'office et 19 réinscriptions), feraient double emploi dans les recherches dont elles sont l'objet, il n'en reste plus que 151 soumises à mon observation.

Parmi ces filles, inscrites de 1862 à 1869, il en est encore six qui l'ont été une ou plusieurs fois pendant la première période ; mais je ne crois pas devoir tenir compte de ces réinscriptions, d'abord parce qu'elles sont faites à deux époques différentes, et entre lesquelles je dois, autant que possible, établir une comparaison ; puis, ayant pu, par de nouveaux renseignements, rendre plus complets ceux qui antérieurement étaient pris d'une façon si succincte, si, parce qu'elles ont déjà figuré sur les registres avant 1862, je les éliminais, ces renseignements qu'elles m'ont donnés disparaîtraient avec elles.

### DÉPARTEMENTS AUXQUELS ELLES APPARTIENNENT :

| | | | |
|---|---|---|---|
| Mayenne. | 25 | *Report.* | 133 |
| Ille-et-Villaine. | 22 | Gironde. | 1 |
| Maine-et-Loire. | 14 | Indre | 1 |
| Sarthe. | 12 | Indre-et-Loire. | 1 |
| Côtes-du-Nord. | 12 | Loir-et-Cher. | 1 |
| Loire-Inférieure. | 8 | Nièvre | 1 |
| Finistère. | 5 | Nord. | 1 |
| Seine-Inférieure | 5 | Oise. | 1 |
| Seine-et-Oise | 5 | Puy-de-Dôme. | 1 |
| Calvados. | 4 | Basses-Pyrénées | 1 |
| Vendée | 4 | Bas-Rhin | 1 |
| Manche | 3 | Haut-Rhin. | 1 |
| Meurthe. | 3 | Rhône | 1 |
| Morbihan. | 3 | Haute-Saône | 1 |
| Seine. | 3 | Haute-Savoie | 1 |
| Moselle | 2 | Somme. | 1 |
| Aisne. | 1 | Tarn-et-Garonne. | 1 |
| Charente-Inférieure | 1 | Vienne. | 1 |
| Cher. | 1 | Haute-Vienne. | 1 |
| *A reporter.* | 133 | TOTAL. | 151 |

Au nombre de ces femmes il en est donc 25 qui sont originaires de notre département. Elles se répartissent de la manière suivante entre les trois arrondissements :

4 sont de l'arrondissement de Château-Gontier :

    *Une* est du canton même, et je dois faire observer que cette fille se livrant depuis longtemps à la prostitution clandestine, après avoir été visitée d'office, fut envoyée au Dispensaire de Laval pour y être traitée des accidents syphilitiques que j'avais constatés. A son retour, se trouvant sans aucunes ressources, elle se mit en maison.

*Une* est du canton de Grez-en-Bouère.

*Deux* sont du canton de Saint-Aignan-sur-Roë.

14 sont de l'arrondissement de Laval :

*Six* sont de Laval même ou d'Avesnières.

*Trois* sont du canton de Meslay.

| | | |
|---|---|---|
| *Deux* | — | de Chailland. |
| *Une* | — | d'Argentré. |
| *Une* | — | de Loiron. |
| *Une* | — | de Montsûrs. |

7 sont de l'arrondissement de Mayenne :

*Trois* sont du canton de Mayenne.

| | | |
|---|---|---|
| *Deux* | — | de Gorron. |
| *Une* | — | de Bais. |
| *Une* | — | d'Ernée. |

25

VILLES OÙ ELLES ÉTAIENT EN MAISON AVANT DE VENIR
A CHATEAU-GONTIER.

Ce renseignement n'a pas été pris pour la période précédente.

Les 151 femmes qui, de 1862 à 1869, sont entrées en maison à Château-Gontier, venaient des villes ci-désignées :

| | | | |
|---|---|---|---|
| Angers. . . . . . . | 40 | *Report.* . | 128 |
| Laval. . . . . . . | 26 | Nogent-le-Rotrou . . . | 2 |
| Le Mans. . . . . . | 20 | Tours. . . . . . . | 2 |
| Rennes . . . . . . | 10 | Bourges . . . . . . | 1 |
| Nantes. . . . . . | 7 | Napoléon-Vendée . . . | 1 |
| Versailles. . . . . | 5 | Orléans . . . . . . | 1 |
| Mayenne. . . . . | 4 | Poitiers . . . . . . | 1 |
| Paris . . . . . . . | 4 | Sablé. . . . . . . | 1 |
| Alençon . . . . . . | 3 | Saumur . . . . . . | 1 |
| Saint-Malo . . . . . | 3 | Saint-Germain. . . . | 1 |
| Granville. . . . . . | 2 | Entrées en maison à Châ- | |
| Meaux. . . . . . . | 2 | teau-Gontier. . . . | 6 |
| Metz . . . . . . . | 2 | Sans renseignements. . | 6 |
| *A reporter.* . | 128 | TOTAL. . | 151 |

Lorsque revinrent celles qui ont fait plusieurs séjours dans notre ville,

| | | | |
|---|---|---|---|
| 7 quittaient Angers, | | 1 quittait Bourges, |
| 3 — le Mans, | | 1 — Lyon, |
| 2 — Laval, | | 1 — Saint-Nazaire, |
| 2 — Nantes, | | 1 — Rennes ; |

Enfin une fille sortit de la maison publique où elle était *pour aller domestique chez un homme veuf dont elle dirigeait le ménage*, et elle y rentra huit mois après (n° 350).

Six de ces prostituées se sont fait inscrire, comme femmes de maison, pour la première fois à Château-Gontier, et voici en quelles circonstances :

Le n° 349 venait de Laval ; la guerre de sécession aux Etats-Unis ayant fait suspendre le travail dans les filatures de coton, elle fut forcée, dit-elle, pour fuir la misère, d'avoir recours à l'inscription, ressource qui lui était au reste tout naturellement indiquée par des habitudes de débauche préexistantes.

Le n° 380 est une femme entretenue du Mans. Menacée par la police de cette ville pour fait de prostitution clandestine, elle vient se réfugier à Château-Gontier où elle entre en maison ; mais elle n'y reste qu'un très-court espace de temps (dix-neuf jours).

Cette inscription entraîne celle du n° 379, qui était domestique chez cette femme entretenue et fut, comme elle, obligée de fuir le Mans. J'aurai à revenir plus longuement sur cette observation.

Le n° 427 habite Château-Gontier. Arrêtée parce qu'elle se livrait à la prostitution clandestine, et reconnue atteinte de syphilis, elle est envoyée à Laval, et, à son retour, elle se met en maison.

Le n° 431 habite également Château-Gontier, où elle est domestique. Enceinte pour la seconde fois, renvoyée de chez ses maîtres, sans asile, elle cherche un refuge dans une maison publique où elle se place tout d'abord comme servante. Depuis elle compte comme prostituée.

La femme inscrite sous le n° 486 vient d'Angers ; elle appartient à la classe des prostituées clandestines de bas étage, et, pour une cause qu'elle n'indique pas, elle se présente à titre de domestique dans une

3

des maisons de tolérance de la ville. Dès la première visite je constate des accidents syphilitiques, et je l'envoie à l'hospice de Laval où elle reste vingt-sept jours en traitement.

### DURÉE DU SÉJOUR.

1 fille est repartie immédiatement, la maîtresse de maison refusant de la recevoir ;

| | | | | | |
|---|---|---|---|---|---|
| 38 sont restées moins de 1 mois, | | | 2 sont restées plus de 9 mois, | | |
| 19 | — | plus de 1 mois, | 4 | — | — 10 mois, |
| 26 | — | — 2 mois, | 4 | — | — 11 mois, |
| 11 | — | — 3 mois, | 5 | — | — 1 an, |
| 14 | — | — 4 mois, | 4 | — | — 15 mois, |
| 6 | — | — 5 mois, | 3 | — | — 18 mois, |
| 6 | — | — 6 mois, | 1 est restée | — | 3 ans, |
| 1 est restée | — | 7 mois, | 1 | — | — 4 ans. |
| 2 sont restées | — | 8 mois, | 148 | | |

Parmi les prostituées qui ont fait plusieurs séjours dans notre ville,

| | | | | | |
|---|---|---|---|---|---|
| 2 sont restées moins de 1 mois, | | | 1 est restée plus de 7 mois, | | |
| 5 | — | plus de 1 mois, | 1 | — | — 8 mois, |
| 2 | — | — 2 mois, | 1 | — | — 1 an. |
| 1 est restée | — | 4 mois, | — | | |
| 1 | — | — 6 mois, | 14 | | |

Enfin, au 1er janvier 1869, huit filles, dont 5 ont été inscrites une ou plusieurs fois antérieurement, sont encore présentes :

(Nos 471, — 473, — 480, — 482, — 483, — 485, — 487, — 492).

### VILLES QUE VONT HABITER LES PROSTITUÉES EN QUITTANT CHATEAU-GONTIER.

| | | | | | |
|---|---|---|---|---|---|
| 37 sont allées à Angers, | | | 4 sont allées à Alençon, | | |
| 33 | — | au Mans, | 4 | — | à Sablé, |
| 24 | — | à Laval, | 3 | — | à Châtellerault, |
| 8 | — | à Nantes, | 3 | — | à Tours, |
| 7 | — | à Orléans, | 2 | — | à Bordeaux, |

2 sont allées à Nogent-le-Rotrou,     1 est allée à Saint-Malo,

2    —    à Rennes,                1    —    à Napoléon-Vendée

1 est allée à Avranches,         1    —    à Paris,

1    —    à Brest,                 1    —    à Saumur,

1    —    à Saint-Brieuc,        1    —    à Versailles ;

6 sont parties furtivement, et leur nouveau domicile est resté inconnu ;

2 sont sorties de maison ; l'une, déjà citée, pour aller domestique et *diriger le ménage d'un cultivateur devenu veuf ;* l'autre (n° 391), pour vivre maritalement avec son amant qui l'a épousée aussitôt son congé de libération du service militaire obtenu ;

1 est rentrée dans sa famille, m'a-t-on dit, mais tout porte à croire que sa conduite n'en est pas meilleure, car, avant d'être en maison, ses parents n'apportaient aucun obstacle à sa vie de débauche, et, pendant les quatre années qu'elle a passées à Château-Gontier, ils recevaient d'elle un argent dont ils n'ignoraient pas l'origine ;

1 (n° 379), déjà citée, et sur laquelle, je l'ai dit, il me faudra revenir avec plus de détails, a quitté la ville avec l'intention bien arrêtée de ne plus rentrer en maison, et elle serait domestique à Angers ;

1 est morte d'apoplexie pulmonaire ;

Quant à celles qui ont été réinscrites une ou plusieurs fois :

4 ont demandé leur passeport pour Angers ;

2    —           —        le Mans ;

1    —           —        Blois ;

1    —           —        Laval ;

1    —           —        Sablé ;

1    —           —        Tours ;

1 est allée habiter Nantes avec son amant ;

1 est restée entretenue à Château-Gontier pendant quelques mois, et ensuite est partie pour Angers ;

1 (n° 350), qui était allée tenir ménage chez un cultivateur, étant rentrée en maison huit mois après, en est de nouveau sortie, après un deuxième séjour de trois mois, pour se placer domestique à Craon ;

1 est morte phthisique ;

8 sont encore présentes.
_____
170

## DEGRÉ D'INSTRUCTION DES PROSTITUÉES.

La signature apposée au bas de l'acte d'inscription étant, on le sait, l'unique moyen d'établir le degré d'instruction des prostituées, voici comment, sous ce rapport, elles doivent être classées :

5 bien qu'ayant déclaré savoir signer, n'ont point rempli cette formalité ; elles doivent donc être distraites du total des femmes inscrites, et la statistique ne portera plus que sur 146 femmes, parmi lesquelles :

87 ne savent ni lire ni écrire ;

9 signent tellement mal, leurs lettres sont si informes, qu'on peut les considérer comme ne sachant pas écrire.

Soit 96 filles, c'est-à-dire les *deux tiers,* n'ayant aucune instruction.

27 savent signer, les lettres étant distinctes les unes des autres quoique imparfaitement tracées ;

17 savent former leurs lettres.

Soit 44 filles, c'est-à-dire un peu moins *d'un tiers,* sachant lire et écrire.

6 seulement ont une écriture courante.

---

151

Enfin il est quelques-unes de ces femmes qui présentent certaines particularités dignes d'être notées ; ainsi :

Sept étaient *mariées ;*

Celle (n° 391) qui a été retirée de maison par son amant pour vivre maritalement *n'a jamais donné lieu à aucune plainte* jusqu'au jour où, étant libéré du service, il l'a épousée.

Une autre (n° 461), partie furtivement, a été arrêtée à Angers et ramenée à Château-Gontier, où elle a été *condamnée* par le Tribunal correctionnel à deux mois de prison *pour vol* commis au préjudice de ses camarades.

Six sont venues d'Angers, où *elles vivent entretenues, pour prêter leur concours aux maîtresses de maison* pendant les fêtes qui ont lieu en notre ville à l'occasion de la foire de Saint-Fiacre.

*Aucune n'a dû sa radiation à une meilleure conduite.* Loin de là ;
deux d'entre elles admises à l'hôpital, l'une pour une métrite aiguë,
l'autre phthisique au premier degré, ont indignement abusé de la
confiance des religieuses en simulant un retour vers des sentiments
honnêtes. La première de ces femmes a reçu l'argent nécessaire pour
rembourser ses dettes et rentrer dans sa famille, à Mamers ; rendue
au Mans, elle se livrait de nouveau à la débauche. La seconde, pour
laquelle les Dames hospitalières avaient eu toutes les complaisances,
à peine sortie de l'hôpital rentrait aussitôt en maison à Château-
Gontier.

L'inscription du n° 427, *âgée de 19 ans,* n'a lieu que *parce que son
père vient lui-même au bureau de police donner son autorisation.*

Si maintenant on compare entre elles ces deux périodes dont
l'histoire vient d'être tracée, on voit que, pendant ces dix-neuf années
écoulées de 1850 à 1869, non-seulement la moyenne des inscriptions
est restée à très-peu de chose près la même pour chaque année, mais
encore que la prostitution n'a pas varié dans sa physionomie.

Ainsi c'est encore la Mayenne tout d'abord, puis les départements
limitrophes : Ille-et-Vilaine, Maine-et-Loire, Sarthe, Côtes-du-Nord,
Loire-Inférieure, Finistère, qui ont donné naissance aux filles qui
sont venues dans notre ville demander à la débauche leurs moyens
d'existence. Toutefois il est à remarquer que notre département qui,
à la première époque, figure sur le chiffre total pour un peu moins
d'un quart (6 en moins), à la seconde n'y participe plus que pour un
sixième, et l'arrondissement de Château-Gontier qui, sur 51 femmes
originaires de la Mayenne, en comptait 19, aujourd'hui, sur 21, n'en
a fourni que 4.

Par ordre de fréquence, les villes qu'elles habitaient avant de venir
à Château-Gontier sont : Angers, Laval, le Mans, Rennes et Nantes,
et, lorsqu'elles ont quitté notre ville, c'est encore pour retourner vers
ces mêmes cités que le plus souvent elles ont fait viser leur passeport. Donc, dans l'un comme dans l'autre cas, c'est toujours avec les
villes voisines que les échanges ont lieu, et la plus ou moins grande
fréquence est due aux relations plus ou moins suivies que telle
maîtresse entretient dans une ville plutôt que dans une autre. Cela est

si vrai, que le Mans, qui, dans la première de ces périodes, ne vient qu'au quatrième rang, dans la deuxième se trouve au second et presque à chiffre égal avec Angers, ce qui s'explique par la venue de la dame R......, qui, autrefois maîtresse de maison au Mans, a sous-loué son établissement pour venir occuper à Château-Gontier celui que quittait la femme A....

Le besoin de changer fréquemment de résidence, que Parent-Duchatelet attribue au caractère mobile des prostituées, mais qui est bien plus le résultat des discordes que leur mode d'existence fait sans cesse naître, se retrouve dans une égale proportion à chacune des périodes qui nous occupent, car, dans l'une comme dans l'autre, plus de la moitié des femmes inscrites ne sont pas restées trois mois. La seule différence qu'il y ait à signaler, c'est qu'à la troisième période le total de celles qui sont restées au-delà d'une année est presque double de celui que nous a donné la seconde période (14 au lieu de 8). Les causes en sont au reste les mêmes.

Sous le rapport de l'instruction il n'y a pas eu de progrès et, à quelqu'époque qu'on les considère, les prostituées restent d'une égale ignorance. En effet, la proportion de celles qui ne savent ni lire ni écrire ou le savent si peu qu'il est impossible de les regarder comme possédant les premiers principes de l'instruction primaire, reste la même par rapport au chiffre total à chaque période, et, sur 274 filles qui, de 1850 à 1869, ont signé leur inscription, 11 seulement, c'est-à-dire *un vingt-cinquième*, écrivent couramment.

En résumé, il résulte de tout ce qui précède que la prostitution est à Château-Gontier ce qu'elle est partout ailleurs, et les caractères qui viennent d'en être donnés ne diffèrent en rien de la description qu'en ont déjà faite tous les auteurs qui ont traité cette question. Aussi, si je m'étais borné à ces recherches, ce travail pourrait peut-être offrir quelque intérêt en satisfaisant la curiosité locale, mais, je l'avoue, cette répétition de faits si souvent indiqués et ne conduisant à aucune conclusion pratique serait, qu'on me pardonne le mot, ridiculement inutile. J'ai donc dû pousser plus loin mes investigations, et voici les résultats auxquels elles m'ont conduit.

J'ai dit précédemment qu'ayant promptement reconnu combien il était urgent d'étendre les renseignements, jusqu'alors si incomplets, qu'on demandait aux prostituées lors de leur inscription, j'avais, dès les premiers mois de l'année 1863, fait préparer des feuilles où se trouvaient formulées une série de questions empruntées à l'ouvrage de Parent-Duchatelet. Guidé par les premières notes recueillies par l'agent chargé de l'instruction, je questionnais à mon tour les femmes pendant le cours de mes visites ; je complétais pour mon propre compte, et en les assurant du plus strict secret, les réponses qu'elles avaient déjà faites ; j'en vérifiais autant que possible la véracité en revenant plusieurs fois et sous des formes différentes aux mêmes questions, et bientôt je me suis aperçu qu'il en était quelques-unes, notamment celles qui avaient rapport à leurs familles et aux conditions dans lesquelles elles les avaient quittées, ainsi qu'aux circonstances qui les avaient conduites à se prostituer, où elles me trompaient toujours. Dès lors j'ai renoncé à m'enquérir aussi complètement que je le faisais tout d'abord de leur existence antérieure à leur entrée en maison, et je me suis borné à les interroger :

1° Sur leur naissance ;

2° Sur l'âge auquel elles avaient perdu leurs parents, sans leur demander plus sur le compte de leur famille ;

3° Si elles avaient été à l'école et jusqu'à quel âge ;

4° Leur profession, les moyens d'existence qu'elles pouvaient en attendre, et l'âge auquel elles avaient cessé tout travail ;

5° L'âge auquel elles avaient été déflorées ;

6° L'âge auquel elles avaient été inscrites ; en quelle ville ; en quelles circonstances ;

7° Si elles avaient été entretenues avant d'être filles de maison.

Bien qu'au premier abord elles paraissent être du domaine administratif, ces observations sont en réalité tout-à-fait médicales, puisqu'une question d'hygiène sociale de la plus haute importance en est le but.

Je n'ai pu les recueillir d'une façon complète, et, sur 107 femmes de maison soumises à mon examen depuis le mois de mai 1863, il en est un certain nombre qu'il ne m'a pas été possible d'interroger sur toutes les cironstances énumérées ci-dessus, en sorte que la statistique proportionnelle ne doit plus, comme précédemment, s'établir sur un total de 151 femmes inscrites, mais bien sur le nombre de celles qui auront répondu à tel ou tel autre renseignement demandé.

## ACTE DE NAISSANCE.

Les 151 prostituées ont satisfait à cette première question, et 15 d'entre elles, c'est-à-dire *le dixième*, étaient *enfants illégitimes*, dont :

4 n'ont pas donné de renseignements ;

3 ont été élevées en nourrice ou aux hospices, et n'ont par conséquent pas connu leur mère ;

8 ont été élevées par leur mère, mais quels conseils pouvaient-elles en recevoir, puisque la plupart ne s'étaient point arrêtées dans leur vie de débauche. Il n'est qu'une seule de ces femmes qui, s'étant mariée, a obtenu de son mari, bien qu'il n'en fût pas le père, la légitimation de l'enfant qu'elle avait eue antérieurement.

___

15

## AGE AUQUEL ELLES ONT PERDU LEURS PARENTS.

Restent donc 136 femmes qui sont enfants légitimes. J'ai pu m'adresser à 95 d'entre elles pour savoir si elles avaient encore leurs père et mère, et leur classement sous ce rapport s'établit ainsi qu'il suit :

6 n'ont pas voulu répondre ou ont donné des renseignements faux.

42 ont été élevées par leurs parents, soit qu'elles les aient encore, ou, si elles les ont perdus, ce n'est qu'après l'âge de 15 ans, c'est-à-dire à une époque de la vie à laquelle la jeune fille née de parents pauvres se trouve déjà livrée à elle-même, forcée qu'elle est de demander ses moyens d'existence au travail accompli en dehors de la famille. Neuf d'entre elles sont dans ce dernier cas : 5 ont perdu leur père, une à 16 ans, une à 17 ans, une à 18 ans, une à 19 ans, une à 21 ans ; 4 ont perdu leur mère, une à 16 ans, une à 17 ans, une à 19 ans, une à 22 ans.

1 prostituée, bien qu'ayant ses père et mère, a cessé dès l'âge de

deux ans d'habiter avec eux et a été amenée à Paris sans qu'elle fasse connaître la cause de cette séparation.

24 c'est-à-dire *le quart* du chiffre total, ont perdu leur mère :

    2 à moins d'un an;

    6 avant six ans;

    10 avant onze ans;

    6 avant quinze ans.

Parmi ces 24 jeunes filles privées dès leur enfance de l'appui maternel, une a été aussitôt abandonnée par son père; deux sont devenues orphelines à 17 ans; cinq ont bientôt eu une belle-mère.

18 c'est-à-dire le *cinquième* du chiffre total, ont perdu leur père :

    10 avant six ans et l'une d'elles a dû être aussitôt enlevée judiciairement à sa mère tant la conduite de celle-ci était immorale;

    4 avaient perdu leur père avant onze ans;

    4   —    —  avant quinze ans;

4 enfin ont perdu leurs père et mère;

    2 avant l'âge de trois ans;

    2   —   de douze ans.

———

95

C'est donc un total de 46 femmes sur 95, c'est-à-dire la *moitié* qui, dans leur enfance, par suite de la mort de leurs parents n'ont pu être soumises à la surveillance et recevoir les soins qu'on trouve au sein de la famille et qui sont si nécessaires dès le bas-âge.

### AGE JUSQU'AUQUEL ELLES SONT ALLÉES A L'ÉCOLE.

Cette troisième question se lie intimement à la précédente, car, selon moi, il ne suffit pas de connaître le degré d'instruction des prostituées. Leur profonde ignorance est un fait que tous, médecins ou administrateurs, ont constaté trop de fois pour qu'il soit nécessaire d'y revenir. Mais, ce qu'il importe au plus haut point de savoir, c'est si les moyens de s'instruire ont été mis à leur disposition et la manière dont elles en ont profité. Ceci va permettre d'établir en partie jusqu'à quel point les parents ont pris réellement soin de leurs enfants pour leur donner les principes de morale que l'on puise dans l'instruction primaire et surtout dans l'instruction religieuse qui en constitue la base principale.

Sur 39 femmes interrogées à ce sujet, 27 ne savaient ni lire ni écrire, et voici les renseignements que j'ai obtenus :

1 a été renfermée au refuge et n'a jamais voulu apprendre;
6 n'ont jamais été à l'école parce que, disaient-elles presque toutes,
   leurs parents étaient trop pauvres pour subvenir à cette dépense;
2 reconnaissent y avoir été sans dire jusqu'à quel âge;
3 y sont allées jusqu'à dix ans;
1 y est allée jusqu'à onze ans;
6 y sont allées jusqu'à douze ans;
4 y sont allées jusqu'à treize ans;
3 y sont allées jusqu'à quatorze ans;
1 y serait allée jusqu'à seize ans, mais les autres renseignements
   viennent contredire cette réponse.
___
27

Ainsi, voilà 20 femmes qui sont allées à l'école pendant un temps plus ou moins long et cependant elles ne savent ni lire ni écrire. Ceci s'explique, car 17 avouent que la plupart du temps elles n'y allaient pas : *une* parce que *l'été ses parents la gardaient pour travailler; les autres* parce que *n'étant pas surveillées par leur famille, elles allaient vagabonder dans la campagne au lieu de suivre les classes.*

### PROFESSIONS ET MOYENS D'EXISTENCE QU'ELLES POUVAIENT EN ATTENDRE.

Les 107 femmes qui ont répondu à ce sujet ont toutes indiqué une profession, quitte à ne pas dire la vérité, comme nous allons le voir. Mais, de même que précédemment, je dirai : là n'est pas la véritable question. Que sert-il, en effet, de savoir qu'avant d'être prostituée une femme exerçait telle profession ou telle autre? Ce dont j'ai voulu m'assurer, c'est si cette opinion si souvent émise, que l'insuffisance du salaire est la cause la plus ordinaire de débauche chez la femme, était fondée. J'ai donc dû m'enquérir des ressources que leur créait la profession qu'elles avaient indiquée.

55 femmes n'ont point satisfait à cette demande, et celles-là se sont

dites : domestiques, lingères, couturières, modistes, tissières, etc., etc. Inutile d'y insister puisque les renseignements sont incomplets. Mais il en est 52 qui ont répondu et voici comment :

4 n'ont pas de profession et partageaient les travaux de leurs parents. Les moyens de vivre honnêtement ne leur manquaient donc pas, ce qui ne les a pas empêchées de fuir la maison paternelle, l'une à 16 ans, l'autre à 17 ans, les deux dernières à 18 ans, pour pouvoir sans contrainte se livrer à leurs goûts de débauche.

23 ont dit ce qu'elles gagnaient :

9 étaient domestiques, et leurs gages ont varié de 120 fr., chiffre minimâ, à 240 fr., chiffre maximâ. La moyenne est donc de 150 à 200 fr. par an, et c'est en effet le prix ordinaire d'une domestique de ville dans nos contrées.

2 étaient modistes. L'une, bonne ouvrière dit-elle, gagnait de 3 à 4 fr. par jour; l'autre, 20 fr. par mois, étant nourrie et logée.

1 native des environs de Limoges, s'est dite brunisseuse en porcelaines, ce qui lui rapportait quotidiennement 3 fr.

4 ont travaillé dans des manufactures, trois dans une filature de coton, une dans une fabrique de pipes, et leur salaire était de 1 fr. par jour.

7 enfin se livraient à des travaux de couture : une, piqueuse de bottines, touchait 1 fr. 50 c.; les autres, lingères ou couturières, étaient payées de 0 fr. 50 c. à 1 fr., suivant qu'elles étaient nourries ou non. Une fille, parmi ces dernières, a toutefois donné un chiffre supérieur, parce que, dit-elle, elle était repasseuse en même temps que lingère, ce qui lui aurait valu jusqu'à 4 fr. par jour.

27

Ainsi, sur 23 femmes qui ont fait connaître les moyens d'existence qu'elles pouvaient espérer de leur travail, 13 avaient un salaire suffisant puisque, pour une journée, le moindre est de 3 fr. Et dans ce nombre doivent évidemment être comprises les domestiques, car leur existence est toujours assurée, et elles ne peuvent chercher une excuse à leur mauvaise conduite dans leur position sociale. Seules, celles qui étaient dans des manufactures ou s'occupaient à des travaux d'aiguille, pourraieut alléguer un gain insuffisant à leurs besoins; mais est-ce bien là la raison qui les a poussées dans la voie du vice? Certainement non! car on trouve qu'en moyenne elles avaient cessé tout travail avant *seize ans.*

Ce fait est encore prouvé sans conteste par la réponse que m'ont faite les 25 autres femmes interrogées à cet égard. Toutes, au bureau de police, avaient déclaré une profession quelconque. Or, quand il s'est agi de me dire ce qu'elles pouvaient gagner, elles ont avoué qu'elles avaient dit couturières ou lingères, ou tout autre métier parce qu'on leur demandait ce qu'elles faisaient, mais qu'*en réalité elles n'avaient jamais travaillé et que la débauche avait toujours été leur unique ressource.*

Au reste si, sous ce rapport, des doutes pouvaient encore subsister, l'exposé qui va suivre les fera disparaître.

### AGE AUQUEL ELLES ONT ÉTÉ DÉFLORÉES.

47 n'ont point été questionnées;

7 ont refusé de répondre;

1 a répondu d'une façon douteuse, indiquant une première fois 15 ans, une deuxième fois 18 ans. Je ne crois pas, par conséquent, devoir la laisser figurer dans la statistique.

A ce propos, j'observerai que lorsque les réponses ne m'ont pas paru sincères et cela est arrivé assez fréquemment, j'ai toujours noté l'âge extrême; par exemple, une femme a eu un enfant, l'âge de défloration reste douteux; je prends alors l'année qui a précédé l'accouchement; de cette façon on ne pourra pas m'accuser d'avoir exagéré les chiffres.

Dans ces conditions, les 52 femmes qui ont bien voulu répondre, et ce sont précisément presque toutes celles qui ont indiqué leurs moyens d'existence, se classent ainsi qu'il suit:

| | | | | | | | |
|---|---|---|---|---|---|---|---|
| 2 ont été déflorées à | 9 ans, | | 5 ont été déflorées à | 16 ans, |
| 1 a été déflorée à | 10 ans, | | 11 — à | 17 ans, |
| 1 — à | 12 ans, | | 4 — à | 18 ans, |
| 8 ont été déflorées à | 13 ans, | | 3 — à | 19 ans, |
| 7 — à | 14 ans, | | 2 — à | 20 ans, |
| 8 — à | 15 ans, | | 52 | |

Ce qui revient à dire que 27 femmes, soit *plus de la moitié* de celles qui ont satisfait à cette question *s'étaient déjà livrées à la débauche dès l'âge de* 15 *ans*. Au surplus, c'est encore ce même âge, 15 ans et quatre mois, que donne la recherche de la moyenne applicable à l'ensemble des filles qui font l'objet de cette observation.

43 d'entre elles avaient été mères avant leur inscription.

### AGE AUQUEL ELLES ONT ÉTÉ INSCRITES ET CAUSES DE L'INSCRIPTION.

Cette circonstance est peut-être plus difficile encore à connaître que toutes celles qui ont précédé. Soit habitude de mentir, soit qu'elles pensent avoir à redouter quelque chose de la part de l'autorité par suite des renseignements qu'elles ont à donner, si ils étaient exacts, les prostituées se montrent beaucoup plus dissimulées dans leurs réponses. Puis il est une cause d'erreur ; j'ai pu m'apercevoir que quelques filles sont venues ayant des passeports de complaisance, délivrés depuis quelque temps déjà et portant 21 ans, bien qu'elles n'eussent même pas cet âge à leur arrivée à Château-Gontier. Si je m'en rapporte aux maîtresses de maison, tout me fait croire qu'il en est dans ce cas d'autres qui me sont restées inconnues. Il est donc assez difficile de démêler la vérité relativement à l'âge, et surtout en ce qui concerne les causes d'inscription. Et d'abord je dois dire qu'au bureau de police toutes, sans exception, ont dit qu'elles avaient été inscrites *volontairement*.

Or, voici le résultat de mes recherches :

Sur 107 femmes, 50 n'ont pas donné de renseignements.

Parmi les 57 qui restent,

26 ont été inscrites avant 21 ans, dont :

14 d'office ;

3 à l'aide d'un passeport portant 21 ans ;

9 ne faisant pas connaître ce qui a provoqué leur inscription.

26 ont été inscrites après 21 ans, parmi lesquelles trois d'office.

Ces 52 filles se classent d'après leur âge d'inscription de la manière suivante :

| *Inscrites avant 21 ans.* | | *Inscrites après 21 ans.* | |
|---|---|---|---|
| 2 inscrites à. . . . . 15 ans, | | 13 inscrites à. . . . . 21 ans, | |
| 3  —  à. . . . . 16 ans, | | 4  —  à. . . . . 22 ans, | |
| 2  —  à. . . . . 17 ans, | | 3  —  à. . . . . 23 ans, | |
| 7  —  à. . . . . 18 ans, | | 4  —  à. . . . . 24 ans, | |
| 6  —  à. . . . . 19 ans, | | 1  —  à. . . . . 25 ans, | |
| 6  —  à. . . . . 20 ans, | | 1  —  à. . . . . 28 ans, | |
| 26 | | 26 | |

Enfin, 5 femmes ayant avoué qu'elles avaient été inscrites d'office sans dire à quel âge, le total de celles que les recherches de la police ont forcé à se soumettre aux visites sanitaires se trouve ainsi porté à 22, c'est-à-dire *presque la moitié* des prostituées qui ont répondu à ma question.

### ONT-ELLES ÉTÉ ENTRETENUES?

Pour atteindre le but que je me suis proposé et justifier les conclusions auxquelles mes observations m'ont conduit, il me reste un dernier fait à connaître. J'ai voulu savoir si les femmes prostituées venues à Château-Gontier avaient été *entretenues* avant d'être en maison, et les réponses faites par 51 d'entre elles se résument ainsi :

5 ne l'ont pas été. L'une venait, disait-elle, d'être abandonnée par son mari, et n'a point voulu me donner d'autres renseignements. Les quatre autres étaient domestiques immédiatement avant leur inscription; mais il faut ajouter qu'elles n'ont pris cette détermination que par suite de la conduite immoral qu'elles avaient, étant en condition.

13 n'ont point cherché à dissimuler, et elles ont dit franchement qu'elles *avaient toujours vécu de raccrochage* jusqu'au jour où il leur avait fallu entrer en maison, soit d'office, soit qu'elles redoutassent l'action de l'autorité.

33 enfin ont été *entretenues,* mais j'ai désiré me rendre compte de ce qu'elles entendaient par là. *Toutes* ont reconnu qu'elles se disaient *femmes entretenues* du jour où, *ayant cessé tout travail, un homme subvenait à leurs besoins.* — *Toutes* ont avoué que, dans ces conditions, leur fidélité à leur amant était loin d'être à toute épreuve,

et que, quand une occasion de plaisir se présentait, elles trompaient volontiers sa vigilance ; enfin, *que quittées par un amant, il leur fallait bien aussitôt en retrouver un autre.*

54

Plus loin, revenant sur ces faits, je montrerai pourquoi j'attache une importance si grande à ces déclarations que *pas une n'a démenties.* Aussi n'y insisterai-je pas davantage en ce moment.

Les différentes questions qui précèdent, posées à une même femme, m'ont donc permis de la suivre depuis sa naissance, pour ainsi dire, jusqu'au jour où, limite extrême de cette partie de son existence qui m'intéressait, elle est entrée en maison. J'ai pu, de cette façon, recueillir 50 observations complètes et, pour résumer les conclusions propres à chacune d'elles, je les crois devoir grouper de la manière suivante :

*Observations nulles,* n'ayant par conséquent donné lieu à aucunes conclusions. . . . . . . . . . . . . . . . . . . . . . . . . . . . . 30

*Une fille* a répondu à toutes les questions, mais elle a donné des renseignements tellement mensongers, tellement contradictoires, qu'il est impossible d'en tirer aucune déduction . . . . . . 1

*Six filles* ont été incomplètement questionnées, et pour celles-ci les conclusions sont qu'elles n'avaient reçu aucune instruction et qu'elles n'avaient pas de profession. . . . . . . . . . . . . . . 6

Pour toutes les autres femmes les renseignements ont été complets et contrôlés les uns par les autres.

1er *groupe,* comprenant 15 femmes. . . . . . . . . . . . . . 15
Les parents n'ont eu pour elles aucun soin, aucune surveillance. Jamais elles n'ont été envoyées à l'école ; leur instruction est complètement nulle ; leur enfance s'est passée à vagabonder, par conséquent à contracter les habitudes les plus vicieuses. La plupart n'ont pas de profession, ou celles qui en ont une — et elles sont en très-petit nombre, cinq seulement — ne lui ont jamais demandé leurs moyens d'existence. Elles se sont débauchées très-prématurément, en moyenne 14 ans.

Le 2ᵐᵉ *groupe,* comprenant 19 femmes. . . . . . . . . . . .  19
diffère peu du précédent. Comme ces dernières, celles-ci n'ont été
l'objet d'aucun soin, d'aucune surveillance de la part de leurs
parents. On les envoyait bien à l'école, mais on ne s'occupait pas
de savoir si elles y allaient, et le plus souvent elles étaient à cou-
rir la compagne; aussi, ou leur instruction est complètement
nulle, ou elle se borne à savoir lire. Elles n'ont pas de profession
ou elles n'en ont point usé pour vivre. La débauche, également
très-précoce chez elles, — en moyenne 15 ans, — a toujours été
leur ressource.

Le 3ᵐᵉ *groupe,* comprenant 5 femmes seulement. . . . . . . .  5
n'offre, comme le précédent, de différence que sous le rapport de
l'instruction primaire. Les filles savent lire et écrire. Quant aux
autres caractères, ils restent les mêmes : pas de soins de famille;
pas de surveillance; profession nulle ou qu'elles ont à peine
exercée; vie passée de très-bonne heure dans la débauche; en
moyenne déflorées à 16 ans.

Les caractères propres au 4ᵐᵉ *groupe* sont plus tranchés. Les
femmes, au nombre de. . . . . . . . . . . . . . . . . . . . .  7
qui le composent, ont eu, dans leur enfance, les soins nécessaires,
et les parents semblent avoir rempli envers elles les devoirs qui
leur sont imposés. Elles ont été à l'école; leur instruction, sans
être bonne, est meilleure que celle que l'on constate ordinairement chez les prostituées. Elles ont une profession. La vie honteuse à laquelle elles se livrent paraît donc bien être leur fait,
sauf une, qui a dû les soins dont elle a été l'objet à l'amant de
sa mère, femme entretenue à Angers. Comme précédemment,
c'est encore jeunes qu'elles se sont laissées aller au libertinage;
trois ont refusé de faire connaître l'âge auquel elles se sont débauchées; pour les autres la moyenne est de 15 ans.

Mais l'influence de la vie de famille qu'elles ont eue dans leur
enfance et leur éducation première se trouvent précisément con-
firmées par ce qu'on observe chez elles, et, laissant de côté celle
que l'exemple de sa mère devait certainement entraîner au mal,

voici ce que les autres m'ont présenté de particulier. Elles font exception, parmi leurs camarades, par leur tenue plus convenable. Leur séjour a été beaucoup plus long : deux sont parties après être restées, l'une huit mois, l'autre onze mois et demi. Deux sont encore présentes (1er janvier 1869), et l'une d'elles compte bien plus comme domestique que comme femme dans la maison où elle est. Enfin, parmi les deux dernières, l'une, aujourd'hui mariée, est rentrée chez ses parents, où elle habite avec son mari ; l'autre, ne pouvant espérer aucune ressource de sa famille, est restée quatre ans dans la même maison, où elle était comme servante et femme de confiance. Elle est morte phthisique, et le jour où elle s'est alitée, elle sollicita elle-même son transfert dans une maison voisine pour y recevoir les secours de la religion.

5me *groupe*. — J'ai dû compter à part 2 femmes qui n'ont pas 2 voulu faire connaître ce que leurs parents avaient été à leur égard ni la façon dont leur enfance s'était passée. L'une savait lire et écrire, l'autre n'avait aucune instruction. Toutes deux avaient une profession, qu'elles ont vite abandonnée pour se livrer à la débauche, et dès 16 ans elles avaient cessé tout travail.

———
105

Il me faut, en dernier lieu, résumer, en quelques mots, l'histoire des deux dernières femmes, parce qu'elles n'ont pu être classées dans aucun des groupes qui précèdent.

La première, déjà nommée (n° 379, Observ. 21), était domestique chez une femme entretenue du Mans. Cette dernière, poursuivie par l'autorité pour prostitution clandestine, vint se réfugier pendant quelques jours dans une maison de tolérance à Château-Gontier. La servante, forcée de suivre sa maîtresse parce que, comme elle, elle se trouvait compromise, entra, à titre de domestique, dans un autre lieu public, mais, malgré les offres d'argent, elle a toujours refusé de s'y prostituer. Elle y avait, il est vrai, un amant. Je n'ai pu avoir d'autres renseignements si ce n'est qu'en quittant notre ville elle s'est gagée domestique dans une auberge, à Angers.

La seconde (n° 416, Observ. 55) n'a point été négligée par ses parents dans son enfance. Leur pauvreté n'a pas permis de l'envoyer à l'école, mais conseils, surveillance, rien ne lui a manqué. Placée très-jeune comme domestique dans une grande ville, une première faute, à l'âge de 19 ans, eut pour conséquence un enfant, et ce n'a point été pour elle un embarras, puisque sa mère a bien voulu en prendre soin. Rentrée en condition, elle contracta bientôt de nouvelles inclinations qui la firent expulser de chez ses maîtres. Elle revint chez sa mère, mais ne voulant pas supporter ses remontrances, elle quitta, sans ressources, le foyer maternel et entra en maison, où, tout en se livrant à la prostitution, elle était servante.

Ici se terminent les recherches que je m'étais proposé de faire sur la prostitution tolérée, et ce dernier exposé rend, je l'espère, aussi complète que possible l'étude que j'avais en vue. Quant aux conclusions générales qui découlent des faits si nombreux que je viens de faire connaître, elles ne peuvent trouver leur place qu'après la description de la prostitution clandestine dans notre ville.

# CHAPITRE II.

# PROSTITUTION CLANDESTINE.

---

Dans un des derniers paragraphes du précédent chapitre, on vient de voir que ce n'est pas d'emblée qu'une femme se résigne à entrer en maison ; que toutes sans exception, pendant un temps plus ou moins long, se sont auparavant livrées à la débauche; par conséquent, que la prostitution clandestine a toujours été la préface obligée de cette existence qui, tôt ou tard, doit se continuer dans un lieu de tolérance ; enfin que quand une fille en est réduite à l'inscription, dans la plus grande majorité des cas, elle la subit plutôt qu'elle ne la demande, forcée qu'elle y est par la misère où elle est tombée et, plus souvent encore, parce que la main de l'autorité s'est étendue sur elle. Ces considérations expliquent tout le soin que je dois apporter dans les recherches qui vont faire l'objet de ce second chapitre.

Pour recueillir les observations relatives à la prostitution clandestine je n'ai pas toujours eu, comme pour la prostitution tolérée, des pièces officielles à ma disposition. Mais ceci n'infirme en rien l'authenticité des faits qui n'auront pas cet appui, puisque je n'en présenterai aucun dont je n'aie été le témoin.

Une difficulté plus sérieuse réside dans l'exposé des faits eux-mêmes. D'une part, il s'agit de personnes le plus souvent nées à Château-Gontier, dont les familles habitent encore la ville ; il me faut donc apporter la plus grande circonspection pour ne pas franchir le mur de la vie privée. D'autre part, il est des circonstances où l'autorité pourra paraître ne point avoir eu, dans ses décisions, toute l'énergie nécessaire. Cependant je ne dois ni ne puis passer ces choses sous silence, et si je semble d'abord élever un blâme, ce qui est loin de mes intentions, j'aurai tout aussitôt à faire connaître les nombreux obstacles auxquels sont venus se heurter les efforts de l'administration.

Pour qu'il n'y ait aucune équivoque sur les personnes auxquelles s'appliqueront les observations que je vais maintenant développer, il est en premier lieu nécessaire, je le crois, de définir ce que j'entends par une *prostituée*.

Je considère comme telle *toute femme qui, demandant au libertinage la plus grande partie, sinon même tous ses moyens d'existence, devient par son inconduite notoire un danger pour la société, si elle n'est pas surveillée* (1).

On le voit, par cette définition, je laisse de côté toute fille ou femme qui, *ayant un amant,* sait vivre de telle façon qu'elle n'éveille pas l'attention publique par le scandale de ses mœurs. Ainsi la femme entretenue qui, par l'affection qu'elle lui porte, vit avec son amant pour ainsi dire comme une épouse, quand bien même ils n'habiteraient pas sous le même toit; la jeune fille qui, tout en continuant à travailler, sera la maîtresse d'un individu, ne doivent pas être considérées comme des prostituées. Sans doute leurs actes sont immoraux, mais leur faute ne relève que de leur conscience et l'autorité n'a point à intervenir qu'au jour où la notoriété publique l'y forcera.

Ici, comme partout ailleurs, la prostitution clandestine se présente sous deux aspects :

1° La femme, mettant toute honte de côté, cesse complètement le travail et n'a recours qu'à la débauche pour vivre. Alors les unes ont un ou plusieurs amants, si un seul ne peut subvenir à leurs besoins ;

---

(1) Dans le *Rescrit de la présidence de police,* publié à Berlin, le 25 janvier 1853, relativement à la prostitution tant tolérée que clandestine, il y est dit en commençant et évidemment pour qu'il n'y ait point de doute :

« Tout abandon sexuel et volontaire, moyennant paiement et récompense, est regardé » comme prostitution. » (*In.* Par.-Duchâtelet. 3ᵉ édit. annotée, 1857, p. 680.)

ce dernier cas s'est parfois présenté dans notre ville ; celles-là jouissent d'une certaine aisance, ce sont les *femmes entretenues* proprement dites. Les autres, moins favorisées, n'ont pour unique ressource que le *raccrochage*.

2° La femme, continuant à exercer sà profession, cherche ainsi, peut-être par un reste de pudeur, mais plus encore pour dérouter les investigations de la police, à dissimuler les véritables conditions dans lesquelles elle vit.

Les unes comme les autres, si elles viennent à perdre leur amant, s'empressent forcément d'en reconquérir un autre, et c'est là, selon moi, ce qui les assimile entièrement à la femme de maison.

J'ai voulu me rendre compte du nombre de femmes qui vivent ainsi à Château-Gontier, et les renseignements fournis par la police m'autorisent à affirmer que, dans notre petite ville, la prostitution clandestine est considérable, puisque, d'après une note qui m'a été remise, sur une population de sept mille trois cent et quelques habitants, dont *trois mille six cents* femmes environ, le chiffre de celles dont la conduite est suspecte ne serait pas inférieur à *cent* filles ou femmes mariées s'adonnant à la débauche, soit *une sur vingt-cinq à trente*. Ce chiffre ne peut évidemment être qu'approximatif.

Le nombre des femmes entretenues a toujours été de cinq ou six.

Du jour où la prostitution fut soumise à un réglement, la police, ayant pour mission de rechercher les filles de mauvaise vie pour les inscrire, devait forcément intervenir. On se rappelle, en effet, que, dans le cours de la seconde période, 18 femmes ont été inscrites d'office.

L'époque de leur inscription mérite être tout d'abord signalée.

Au mois d'octobre 1853, une fille native de Grez-en-Bouère, bourg distant de Château-Gontier de 12 kilomètres, est la première inscrite d'autorité, sous le n° 85, avec cette note : « Vient raccrocher le di- » manche et le jeudi, au marché. » Il faut ensuite atteindre le mois de mars 1856 et le n° 146 du registre pour trouver une seconde inscription, nécessitée par la mauvaise conduite de celle contre laquelle elle est prise. De cette époque au 30 décembre 1857, le commissaire en chef, M. Ganivet, est obligé de sévir contre 10 femmes parce qu'elles se livrent à la prostitution clandestine. Mais ce qui est inté-ressant à retenir, c'est que 6 d'entre elles sont inscrites du 4 mars au 25 avril 1856, c'est-à-dire dans l'espace de sept semaines, et, parmi elles, 4 le sont le même jour. En 1857, les inscriptions ont lieu : une (n° 172) au mois de janvier ; deux (n°ˢ 203 et 209) au mois de septembre ; la dernière (n° 216) au mois de décembre.

Les années 1858 et 1859 s'écoulent sans nouvelles inscriptions d'office.

En 1860 on en trouve 5, dont trois sont prises le même jour. En-fin les deux dernières, qui ont eu lieu en 1861, sont l'une et l'autre à la date du 29 mai.

Ainsi il résulte du rapprochement de ces dates que l'administration se montre sévère par intermittences. Des inscriptions plus ou moins nombreuses ont lieu successivement en quelques semaines, souvent le même jour ; puis on trouve un temps d'arrêt parfois très-long, jusqu'à ce que l'attention de l'autorité soit éveillée de nouveau.

Quelques-unes des femmes inscrites de 1853 à 1862 offrent des par-ticularités dignes de remarque :

14 ont fait connaître leur lieu de naissance ;

8 d'entre elles étaient de Château-Gontier même ou de bourgs dis-tants de moins de deux lieues.

Le commissaire en chef qui succéda à M. Ganivet, M. Arrachart, eut soin de noter l'âge des prostituées qu'il fut forcé de porter au re-gistre de police, et, sur *sept*, il y en avait *six* qui étaient *mineures*. L'une avait 16 ans, deux en avaient 18, deux 19, une 20 ; la septième venait d'atteindre 21 ans.

Deux de ces filles ont été condamnées pour vol et depuis n'ont plus reparu dans notre ville.

Du 1ᵉʳ janvier 1862 au 1ᵉʳ janvier 1869 il y a eu, ainsi que je l'ai dit, 10 inscriptions d'office. Mais, par une circonstance qu'il est inutile de relater, l'autorité s'étant montrée plus active dans ses recherches pen-dant les derniers jours de 1868 et les premiers jours de 1869, je crois devoir ajouter à cette période le mois de janvier de cette dernière année, les inscriptions qui ont eu lieu à cette époque ayant un grand intérêt pratique. De cette façon le chiffre en est porté à 16, et, comme les circonstances dans lesquelles ces mesures administratives ont été prises me sont connues, j'aurai soin de noter chacune de celles qui me paraîtront avoir de la valeur.

Jusqu'au 30 novembre 1868, c'est-à-dire pendant un espace de presque sept années, 6 inscriptions seulement ont eu lieu d'office, aux dates suivantes :

| | |
|---|---|
| N° 358. . . . . . | le 11 août 1863. |
| N° 365. . . . . . | le 6 septembre 1863. |
| N° 400. . . . . . | le 19 décembre 1864. |
| N° 418. . . . . . | le 19 décembre 1865. |
| N°s 422 et 423. . . . | le 1er mars 1866. |

Puis, du 30 novembre 1868 au 1er février 1869, dix femmes sont successivement appelées à se soumettre aux visites sanitaires :

| | |
|---|---|
| N°s 488 et 489 (les deux sœurs). | le 30 novembre 1868. |
| N°s 490 et 491. . . . . . . | le 11 décembre 1868. |
| N°s 493 et 493 *bis*. . . . . . | le 6 janvier 1869. (1) |
| N° 494 . . . . . . . . . | le 8      — |
| N° 496 . . . . . . . . | le 28     — |
| N°s 498 et 499. . . . . . . | le 30     — |

Ces filles étaient pour la plupart de Château-Gontier (9) ou des environs (2), et celles qui étaient étrangères au pays (4) habitaient notre ville depuis plusieurs années, en sorte qu'il m'a été permis de m'assurer de la sincérité de leurs réponses et de les rectifier s'il y avait lieu. Et alors si les renseignements ainsi reçus, et qui sont incontestables, viennent à l'appui de ceux que m'ont donnés les filles de maison citées dans le chapitre précédent, il est évident que les conclusions auxquelles ils donnent lieu ne pourront plus être l'objet d'aucun doute.

(1) Les inscriptions 423 et 493 bis se rapportent à la même femme, la première étant restée non avenue. Par le fait, il n'y a donc plus que 15 filles clandestines soumises à mon observation.

Sur 15 femmes, puisqu'il y a une réinscription, 13 ont répondu à mes questions, et voici les résultats obtenus :

### ACTE DE NAISSANCE.

11 d'entre elles sont enfants *légitimes ;*

 2 sont *illégitimes*, et ce sont les deux sœurs. Lors de leur inscription elles avaient encore leur mère, avec laquelle l'une d'elles habitait tout en se prostituant.

### AGE AUQUEL LES FEMMES QUI SONT « ENFANTS LÉGITIMES »
### ONT PERDU LEURS PARENTS.

Parmi celles-ci :

1 ne m'a pas fait connaître si elle avait encore sa famille ;

1 a perdu sa mère elle n'avait que trois semaines, et, presque aussitôt abandonnée par son père, elle a été élevée par sa marraine ;

3 ont perdu leur père : deux avant l'âge de cinq ans, la troisième vers dix ou douze ans ;

6 ont encore leurs père et mère.

A l'exception d'une seule (n° 493), il faut bien le dire, aucune de ces filles n'a pu trouver dans sa famille une circonstance qui pût l'arrêter sur la pente du vice. Toutes avaient leurs parents dans la misère, et le plus souvent cette misère était le résultat de la mauvaise conduite du père, parfois aussi de la mère.

### DEGRÉ D'INSTRUCTION.

Je n'ai pu m'assurer, par la signature, du degré d'instruction de deux des filles inscrites d'office, et elles ne m'ont donné aucun renseignement à cet égard.

2 ne savaient ni lire ni écrire, et elles étaient de la campagne.

9 possédaient à des degrés divers ces premiers principes de l'instruction primaire, mais il faut observer que 5 sont de Château-Gontier, où les sœurs ont une école gratuite.

## PROFESSION ET MOYENS D'EXISTENCE.

3 n'avaient pas de profession ; deux demeuraient chez leurs parents et partageaient leurs travaux ; la troisième a toujours vécu de raccrochage.

3 ont été domestiques ; les deux premières ont cessé tout travail à *quatorze* ans, la troisième à *dix-huit* ans.

7 étaient couturières ou lingères, et, sauf une, elles habitaient toutes avec leurs père et mère. Elles n'ont donc point à invoquer l'insuffisance du salaire comme cause de leur mauvaise conduite, puisqu'elles étaient assurées de trouver dans leur famille les ressources qui pouvaient leur manquer. D'ailleurs je vais montrer que, comme précédemment, l'âge auquel elles se sont débauchées leur enlève cette excuse, et, sur *six, une* n'a en réalité *jamais travaillé* et *trois* ont cessé tout travail à *quatorze*, à *seize* et à *dix-huit* ans. Quant à celle qui, ayant quitté ou perdu ses parents, se trouvait livrée à ses propres moyens, il est reconnu que, très-bonne ouvrière, elle pouvait vivre honnêtement de sa profession. Cependant, non-seulement sa conduite était mauvaise, mais peu s'en fallut qu'elle ne fût déférée à la justice pour excitation de mineures à la débauche.

—
13

## AGE AUQUEL ELLES ONT ÉTÉ DÉFLORÉES.

L'âge auquel les prostituées clandestines ont été déflorées a une importance bien plus grande que quand il s'agissait des filles de maison, parce qu'on peut, en même temps, se rendre compte du rôle que les parents ont eu en cette circonstance et s'assurer s'ils ont usé de toute leur autorité pour retenir, dans la bonne voie, leurs enfants qui s'en écartaient.

11 filles seulement sur 13 ont satisfait à cette demande :

1 a été déflorée dans le cours de sa 12^{me} année ;

1      —      —      13^{me} année ;

4 étaient déflorées vers l'âge de 14 ans ;

2      —      —      de 15 ans ;

1 était déflorée vers l'âge de 16 ans ;

1          —          — de 17 ans ;

Enfin la onzième (n° 493) qui, ainsi que je l'ai dit plus haut, fait exception à tout ce qu'on observe chez les autres, se mariait à 19 ans, et jusque-là sa conduite était restée irréprochable. Elle fut des plus malheureuses en ménage et, se trouvant séparée judiciairement de son mari condamné par la cour d'assises de la Mayenne, poussée par la misère, et, pour tout dire, plus encore par la paresse, elle préféra demander au libertinage des ressources que le travail lui eût certainement données.

## CONDUITE DES PARENTS A L'ÉGARD DE LEURS FILLES QUI SE PROSTITUAIENT.

Neuf d'entre ces filles demeuraient avec leurs parents au moment où elles ont commencé à se livrer à la débauche et ceux-ci n'ont pu ignorer leur mauvaise conduite. Cependant, des renseignements recueillis, il résulte que, dans trois cas, coupables d'une extrême négligence, ils n'ont point tenté d'y apporter obstacle. Quant aux autres, on peut établir leur complicité soit morale, soit effective, car, pour les unes, les parents eux-mêmes favorisaient leur prostitution pour en tirer profit, et pour les autres, si on ne peut pas prouver qu'elles aient été poussées vers cette vie déréglée dans un but lucratif, on peut toujours incontestablement affirmer que les pères et mères y ont aidé par une complaisance telle que cela peut être considéré comme un assentiment tacite. Ne sont-ils pas, en effet, véritablement complices ceux qui, ayant chez eux leur plus jeune fille, âgée de 14 ou 15 ans, la laissent fréquenter et reçoivent dans la maison paternelle sa sœur aînée, déjà femme entretenue (1)? N'est-il pas encore complice ce père qui, appelé par sa profession dans les maisons de tolérance de la ville, y conduit avec lui sa fille dont rien ne justifie la présence en de tels lieux?

Ainsi, *six fois* sur *neuf,* les parents ont tacitement ou de fait favorisé la débauche de leurs enfants, et cette opinion que, dans le pre-

(1) Ces prévisions se sont réalisées, et cette jeune sœur, âgée de 17 ans, est inscrite d'office depuis le 2 novembre 1869. La première visite a nécessité son arrestation.

mier chapitre, j'avais laissé pressentir, du rôle important que la négligence de la famille avait dans le développement de la prostitution, se trouve ici surabondamment confirmée.

### ONT-ELLES ÉTÉ ENTRETENUES?

Parmi ces femmes inscrites d'office, *une seule* (n° 491) peut être considérée comme entretenue. *Quatre* demeuraient dans leurs meubles recevant un ou plus ou moins grand nombre d'individus. *Sept* étaient chez leurs parents; et où elles travaillaient encore se livrant le soir à la débauche, où elles ne faisaient plus rien et vivaient de raccrochage. La *dernière*, tout en continuant sa profession, avait un amant et probablement elle n'eût pas été inscrite si elle ne s'était pas trouvée compromise dans une affaire de prostitution clandestine.

### CE QU'ELLES SONT DEVENUES APRÈS LEUR INSCRIPTION.

La plupart de ces filles, lorsqu'elles se sont vu forcées d'accepter l'inscription, ont quitté la ville de Château-Gontier après un temps en général très-court.

3 sont allées à Angers et, jusqu'à ce jour, je n'ai aucun renseignement sur leur mode d'existence;

4 c'est-à-dire *un tiers* sont *entrées en maison;*

1 est allée à Paris pour y faire ses couches;

1, pour fuir l'inscription, a été envoyée par sa mère dans une petite localité des environs où son amant, dit-on, l'aurait suivie;

1 a été dispensée provisoirement de la visite vu son jeune âge et ses promesses de se mieux conduire. (Depuis l'autorité a cru devoir revenir sur cette décision.)

2 sont mariées;

1 est encore présente (mai 1869).

Hormis une (n° 499), toutes les filles inscrites d'office dans le laps de temps écoulé du 30 novembre 1868 au 1er février 1869, ont accepté les mesures de police, dont elles étaient l'objet, plus ou moins volontairement et il a fallu que M. le Commissaire qui, nouvellement arrivé dans nos murs, entreprenait par ordre cette campagne si nécessaire contre les filles de mauvaise vie, déployât une énergie depuis long-temps oubliée pour vaincre leur résistance. *Six* sur *neuf* ont dû être renvoyées devant le juge de paix, et ce n'est qu'après condamnation qu'elles se sont soumises. Quant à la dixième (n° 499), elle donne l'exemple des difficultés avec lesquelles l'autorité est parfois obligée de lutter, lorsqu'elle veut faire observer les réglements. Inscrite le 31 janvier 1869, cette fille a commencé par vouloir éluder les visites en prétextant d'abord une indisposition mensuelle, espérant que la semaine suivante on ne l'appellerait plus au dispensaire ; puis cet espoir déçu, elle a laissé croire à son départ. Sa présence dans la ville constatée, elle a préféré subir six condamnations consécutives, accep-tant même la prison, plutôt que de se soumettre. Offrant de faire la preuve de sa bonne conduite, « à plusieurs reprises, l'officier du mi-» nistère public a consenti à des remises d'audience, » (1) et le jour arrivé, les témoins faisaient défaut. Enfin son mariage a mis fin à cette lutte engagée entre elle et l'autorité.

Il est donc très-intéressant de rechercher combien il est souvent difficile à l'administration de procéder à l'inscription d'une prostituée clandestine, même quand le cas semble le moins douteux ; de faire connaître les subterfuges auxquels ont recours les femmes ainsi mises en demeure d'obéir aux mesures sanitaires, et, lorsqu'il y a procès, l'appui que parfois elles trouvent, bien contre sa volonté évidemment, près du magistrat chargé de prononcer. Je possède à ce sujet des faits très-circonstanciels parmi lesquels je relaterai les plus importants s'il y a lieu ; mais, de suite je dois dire que neuf fois sur dix, le moyen tout d'abord employé est *la présentation d'un amant répondant.*

Ceci me conduit tout naturellement à traiter la question des *filles entretenues.*

J'ai précédemment établi que, du 1ᵉʳ janvier 1862 à la fin de no-vembre 1868, six femmes seulement avaient été inscrites d'office. Ce n'est pas que la police n'ait eu l'envie et l'occasion d'en inscrire d'autres. Mais celles-ci ont immédiatement fait appel à la responsabi-lité de leur amant, car il s'agissait surtout de femmes se disant entre-

(1) Note particulière fournie par M. le Commissaire en chef.

tenues, et les efforts de l'autorité n'ont pas été au-delà. Qui plus est : une seule (n° 400) des six inscrites est restée pendant quelques semaines soumise à la visite parce que, comme elle me le disait, elle était plus tranquille sur son état de santé, mais je ne doute pas que si, comme ses compagnes, elle s'y fût refusée, la mesure qui la frappait ne fût restée non avenue. Les autres furent visitées une seule fois et après elles ne se présentèrent plus sans que pour cela il fût donné suite à leur insoumission au réglement. Pourtant la police était plus que jamais autorisée à faire respecter ses décisions, non seulement parce que la vie débauchée de celles qu'elles atteignaient était de notoriété publique, mais surtout parce que les résultats de la visite en étaient une éclatante justification, puisque 3 femmes sur 6 furent reconnues malades.

Quant à quelques autres filles de cette catégorie, bien que, par leur conduite scandaleuse et le changement plus ou moins fréquent d'amant, elles dussent forcément appeler l'attention de l'administration, elles n'ont jamais été inquiétées. Lorsque celle-ci a manifesté quelque velléité de surveillance à leur égard, aussitôt elles ont invoqué l'assistance de leur protecteur qui, le plus souvent, est venu lui-même ou par écrit s'en déclarer responsable. L'autorité a toujours cédé lorsqu'un individu a bien voulu remplir cette formalité, et fréquemment il en a été ainsi à Château-Gontier.

Aussi, parmi les filles inscrites de 1862 à 1869, ne compte-t-on qu'une seule femme, réellement entretenue (n° 491), qui n'ait pas joui de la faveur accordée à ses semblables, et cela tient à ce que son inscription avait lieu dans les derniers jours de 1868, c'est-à-dire à un moment où l'administration se voyait forcée de se montrer plus sévère, et que le Commissaire, nouvellement nommé, eut soin d'exposer à celui qui la voulait prendre sous sa sauvegarde les dangers de l'engagement qu'il contractait et qu'il exigea une déclaration signée. Mais antérieurement il n'en était pas ainsi ; une simple déclaration verbale ou une lettre dans laquelle on reconnaissait avoir telle fille pour maîtresse suffisait. Il s'est même passé sous ce rapport un fait bien curieux à citer. Au mois de mars 1866, une circonstance fit que l'attention de la police fut appelée sur les prostituées clandestines, et, parmi celles qui eurent à justifier de leurs moyens d'existence, il s'en trouva une qui apporta deux certificats émanants d'amants différents. Le Commissaire crut à une erreur, prit des informations, mais il fallut bien se rendre à l'évidence ; l'une des personnes à laquelle il s'adressa reconnut sa signature et même ajouta qu'il n'ignorait pas qu'ils étaient deux à subvenir aux frais du commun ménage. (1) Ce n'est au reste point le seul exemple que fournisse notre ville de plusieurs jeunes gens se partageant sciemment les faveurs d'une fille parce que les moyens pécuniaires d'un seul ne pouvaient suffire à son entretien. C'était bien-là plus que jamais de la prostitution flagrante, et cependant l'autorité ne crut pas devoir pousser les choses plus loin.

Il en a toujours été ainsi chaque fois qu'un individu, quel qu'il soit, est venu réclamer, comme étant sa maîtresse, une fille, si publiquement mauvaise que soit sa conduite. Aussi le registre d'inscriptions renferme douze ou quinze observations de femmes dispensées de la visite *le jour même* où cette déclaration était faite par leur amant. Bien plus, on n'hésitait pas à prononcer la radiation *immédiate* même quand il s'agissait de femmes sortant de maison. Je pourrais citer deux faits de ce genre (n°ˢ 391 et 396).

Néanmoins personne n'ignore qu'à de très-rares exceptions près, la fidélité de la femme entretenue pour son protecteur ne se commande que suivant les circonstances qui se présentent et que ces liaisons sont le plus souvent de courte durée. La preuve en est fournie par ces mêmes observations, car dans presque la moitié des cas on trouve une seconde note, corrective de la première, constatant que l'individu est venu, après un temps ordinairement peu long, retirer sa signature parce qu'il avait déjà rompu toutes relations avec sa protégée.

Ceci montre donc ce qu'en réalité vaut cette garantie qu'il sera toujours facile à toute femme, si compromise qu'elle soit, de se procurer. Ou elle est fréquentée par des personnes que leur fortune met à même de subvenir à ses besoins, et parmi celles-ci elle en trouvera toujours certainement une qu'elle domine assez pour qu'elle ne lui refuse pas d'engager son nom. Ou, si cette faveur lui fait défaut, elle obtiendra, fût-ce à prix d'argent, qu'un individu de condition sociale infime vienne la réclamer, et, dans ce cas, il déclare ordinairement au

_____

(1) Note particulière fournie par M. Guicheney, commissaire à l'époque.

bureau de police que son intention est de vivre maritalement avec cette femme, si ce n'est même qu'il veut l'épouser; et ceci, je vais le prouver.

La fille inscrite d'office sous le n° 365 est reconnue contaminée à la première visite que nécessite son inscription. Elle ne pouvait partir pour Laval que par la voiture du lendemain. Or, dans la journée, elle se présenta, *accompagnée d'un homme avec qui,* disait-elle, *elle vivait maritalement,* chez le médecin-adjoint du service pour être visitée. Comme elle réclamait un certificat de santé, mon confrère et excellent ami, le docteur de Montozon, comprit ce dont il s'agissait et il me la renvoya. Cette observation renferme encore un autre enseignement : Le lendemain, cette femme refusa de partir; le Commissaire dressa procès-verbal, mais l'absence du juge-de-paix, dit-on, fit que, visitée le 6 septembre, le jugement ne fut rendu que plus d'un mois après et elle ne partit que le 26 octobre pour Laval où elle resta à l'hopital jusqu'au 14 novembre. Elle avait donc pu *séjourner* à Château-Gontier pendant *cinquante jours,* transmettant impunément sa maladie.

Le docteur Venot, de Bordeaux, a tracé, en des termes d'une si saisissante vérité et si conformes à mes propres observations, le tableau de la femme entretenue que, dussé-je en être blâmé, je cède au désir de citer ce passage :

« Il est (1), dit-il, une variété de prostitution clandestine qu'il faut » mentionner ici car elle est le type réel de la démoralisation au sein » des grandes villes. A Bordeaux plus que partout ailleurs, après Paris, » se retrouve, avec tous les traits édifiants qui le caractérisent, ce demi- » monde qui a toujours tenu dans nos mœurs dissolues le haut pavé de » la prostitution.

» A côté donc des filles de boutique, des ouvrières, des grisettes qui » pullulent, après leur journée, dans les maisons de passe, il est un » nombre considérable de femmes vivant plus ou moins ostensiblement » avec messieurs tels et tels qu'elle s'ingénient à ruiner et dont plu- » sieurs portent audacieusement les noms. Logées dans de somptueuses » petites maisons, ces maîtresses en titre de l'homme qui les entretient

---

(1) *Coup d'œil sur la Prostitution à Bordeaux,* par le docteur I. Venot. — (In. Parent-Duchâtelet, 3ᵐᵉ édit. annotée 1857, p. 396.)

» *ont habituellement un ou plusieurs amants de cœur, sans compter les*
» *caprices ou passes,* cordes souvent essentielles à leur industrie. »

Et après avoir signalé le danger qu'elles offrent sous le rapport de
la syphilis, leur luxe de toilette, etc., l'auteur ajoute :

« Un fait pénible, c'est que la généralité de ces filles se recrute
» dans la population bordelaise. Chez presque toutes on trouve dans
» la cuisine ou l'office une domestique âgée. Cette domestique est...
» *la mère de madame.*

» *Des revers de plus d'un genre précipitent souvent ces reines d'un*
» *jour dans la voie de la prostitution plébéienne, etc.* »

Donc, point de doute : en tous lieux, grandes ou petites villes, les
femmes entretenues ne diffèrent en rien de la prostituée telle que je
l'ai définie, telle qu'administrativement on l'entend, et, selon moi,
c'est par suite d'une inconséquence injustifiable qu'elles ne sont point
soumises aux réglements applicables aux filles inscrites. L'une comme
l'autre ne cherchent-elles pas leurs moyens d'existence dans le commerce qu'elles font de leur personne? Que la femme entretenue perde
son amant, son premier soin n'est-il pas d'*en faire* aussitôt un autre
qui lui procure le nécessaire et satisfasse ses caprices? Cela est si vrai
que, lorsqu'elle *ne rencontre pas,* son unique ressource est l'inscription. J'en ai donné la preuve puisque, d'après leurs déclarations, j'ai
constaté que 33 filles sur 51 avaient été entretenues avant d'être en
maison ; qu'elles ont avoué ce qu'elles entendaient par « être entretenues, » et que la misère où elles étaient tombées était la seule cause
qui les ait conduites dans un lieu de tolérance. Un fait plus signifi-
catif encore est celui de ces femmes qui, entretenues à Angers, nous
viennent, à l'époque de la foire de Saint-Fiacre, augmenter pour
quelques jours le personnel de nos maisons de prostitution. Et c'est
parce que, pour la fille publique, les relations changent au jour le
jour, tandis que pour la fille entretenue leur durée se prolongera un
temps souvent bien éphémère, que cette dernière jouira du bénéfice
de l'impunité? Évidemment, lorsqu'on y réfléchit, l'assimilation de
ces deux classes de femmes est complète, et elles doivent nécessairement être soumises aux mêmes règles.

Une fatale influence qu'exerce encore la femme entretenue et que
je n'ai vu signalée par aucun auteur, bien qu'elle soit très-réelle et

parfaitement mise hors de doute par les observations que je possède, est due à ce que, n'étant pas complètement repoussée par la société comme l'est la fille inscrite au registre des prostituées, elle y conserve les relations les plus funestes. Assez ordinairement en effet, — et même, si je m'en tenais à ce qui se passe dans notre ville, je pourrais dire toujours, — cette femme, comme le fait remarquer M. Venot, est enfant du pays. Certainement on n'approuve pas sa conduite, mais enfin elle n'est pas souillée de cette flétrissure que dans le monde on attache à l'inscription et surtout à la visite, et il arrive que, sans avoir avec elle des rapports d'intimité, on reste cependant en bons termes. Ses camarades d'enfance ne craignent pas de lui adresser la parole quand elles se trouvent sans témoins ; elle reçoit chez elle les ouvrières qu'elle emploie. Ce luxe, ce bien-être que lui procure son amant, l'oisiveté dans laquelle il lui permet de vivre, cette position sociale que l'opinion publique ne honnit pas avec toute l'énergie nécessaire, et même, il faut bien l'avouer, que nombre de familles excusent puisqu'elles ne chassent pas loin d'elles ceux de leurs membres qui se trouvent dans ce cas, sont autant de circonstances fâcheuses qui, unies aux mauvais conseils qu'elles peuvent recevoir, entraînent beaucoup de jeunes filles à suivre cet exemple.

Ainsi, sous le rapport moral tout aussi bien que eu égard au fait matériel de leur vie débauchée, rien n'excuse la faveur dont les filles entretenues sont l'objet, et sous aucun prétexte on ne doit les exempter des mesures prises par les règlements de police contre les femmes de mauvaise vie. En aucun cas l'autorité ne devrait se laisser arrêter par cette garantie immorale et dangereuse d'un amant répondant, à moins que par sa conduite envers cet amant la fille ne constitue elle-même une exception des plus rares à la règle commune.

Quand une prostituée clandestine ne peut trouver un personnage soumis pour répondre d'elle ou qu'elle ne peut justifier de ses moyens d'existence, si elle ne veut pas accepter l'inscription elle n'a d'autre ressource que de quitter la ville.

A une époque où l'autorité était moins ferme dans ses décisions, ce subterfuge a quelquefois été mis en œuvre, et on les a vues (n° 358) aller

5

habiter des communes voisines de Château-Gontier et ne plus y faire alors que des apparitions temporaires. Récemment encore, une (n° 493 *bis*) parmi les dernières inscrites, habituée de vieille date à résister avec succès aux mesures administratives, a voulu tenter cette épreuve, mais cette fois elle a vu ses projets déjoués par la vigilance du commissaire, M. Rollet, et il lui a fallu se soumettre ; et encore, que de fois depuis elle a cherché à éluder les visites en prétextant tantôt un voyage, d'autres fois une maladie, etc.

Si, comme on pourrait le croire d'après les faits qui précèdent, l'administration paraît ne point avoir toujours eu une énergie suffisante pour poursuivre la prostitution clandestine, il faut bien le dire, son action a souvent été contrariée par des difficultés bien faites pour refroidir son zèle. Sans parler des considérations de personnes, — et dans nos petites villes, c'est beaucoup, — sous l'égide desquelles peuvent se trouver parfois placées les filles de mauvaise vie, il est une cause bien plus grave de découragement, et on doit comprendre que tout homme soucieux de conserver le prestige de son autorité devient circonspect. Lorsqu'après renseignements pris, le commissaire croit devoir procéder à une inscription, si la femme s'y refuse, il n'a, devant cette résistance, d'autre voie à suivre que l'abandon de la mesure qu'il croyait juste, — et c'est se déjuger, — ou traduire la récalcitrante devant le juge de paix. Or, en outre des difficultés qui peuvent surgir quand ce magistrat se déclare insuffisamment éclairé, et qui font que le jugement n'a pas vis-à-vis l'inculpée toute la portée qu'on en pourrait espérer, il est arrivé quelquefois qu'il n'a même pas cru devoir ratifier la décision prise par la police. Ainsi, à la date du 4 mars 1856, un homme qui a laissé dans notre ville le meilleur souvenir sur la manière honorable dont il remplissait ses fonctions, M. Ganivet, enregistra, sous le n° 146, une fille X...., mineure, sans profession, sans domicile fixe, modifiant ainsi la formule ordinaire d'inscription : « ... à laquelle nous avons déclaré qu'en raison de ses » antécédents et de sa conduite actuelle, nous avions la certitude » qu'elle se livrait à la prostitution, et nous l'avons engagée à se con- » former strictement à toutes les règles prescrites pour la surveillance, » dont nous lui avons donné lecture... etc. » Elle ne voulut point se soumettre, et, traduite pour ce fait devant le juge de paix, celui-ci déclara *qu'il n'y avait pas lieu de donner suite à la plainte, acquitta la fille,* et le commissaire perdit son procès. Cependant, ce qui démontre que les faits étaient exacts, c'est que, sachant bien qu'elle n'échapperait pas longtemps à la surveillance sévère exercée à son égard, cette femme quitta Château-Gontier dans les derniers jours de mars, c'est-à-dire environ vingt jours après le jugement rendu en sa faveur.

Je n'ai point à insister davantage sur ces circonstances très-délicates à rapporter et dont les conséquences fâcheuses n'échappent à personne. Dès lors on comprend la réserve que le chef de la police municipale apporte dans son action, et souvent il ferme les yeux même quand il n'est pas besoin de les ouvrir beaucoup. C'est ainsi qu'en 1862 on n'osa pas inscrire une fille X....., bien connue des commis-voyageurs qu'elle recevait chez elle en compagnie d'amies qu'elle y attirait, parce que, bonne ouvrière et en possession d'un livret de caisse d'épargnes, elle pouvait justifier de certains moyens d'existence et qu'il y avait à craindre un acquittement.

Donc la surveillance incessante à laquelle la prostitution clandestine doit être soumise, autant que l'application des mesures administratives qu'elle réclame, présentent les plus grandes difficultés. Malgré cela, l'autorité doit déployer sans relâche la sévérité la plus attentive à son égard, car elle constitue vis-à-vis la société des dangers bien autrement sérieux que ceux que recèle la prostitution tolérée.

*C'est par elle,* en effet, *que,* de l'aveu de tous les spécialistes, *se transmettent dans la grande majorité des cas les affections syphilitiques,* et sur ce point qui, pour les médecins sanitaires, n'est l'objet d'aucun doute, je me bornerai à présenter le tableau comparatif des maladies vénériennes observées dans chacune des catégories de femmes que j'ai eues à examiner.

Du 1er janvier 1862 au 1er janvier 1869 (1er février pour les inscriptions d'office) ont été inscrites :

Filles de maison . . . . . . 170
Filles clandestines. . . . . . 16
                            ———
                            186

Parmi ces dernières 10 ont dû être arrêtées.

6 étaient atteintes d'accidents vénériens bien caractérisés ;

3 avaient la gale ;

1 avait une vulvo-vaginite.

Ce qui donne comme proportion, par rapport au chiffre total des *prostituées clandestines,* les *deux tiers malades.*

Dans la seconde période cette proportion n'est guère moindre, car 6 sur 18, c'est-à-dire *un tiers,* reconnues vénériennes, furent envoyées au Dispensaire de Laval, et, sans porter atteinte au secret médical, j'ajouterai qu'il en était deux autres auxquelles je venais de donner mes soins, ce qui élève le chiffre total à 8, soit la moitié des inscrites moins une.

Parmi les *filles de maison* j'ai constaté que :

14 avaient été atteintes d'accidents syphilitiques ;

3         —         de vaginite aiguë ;

1         —         de gale.

Puis, 5 dont l'état sanitaire était douteux ont été envoyées à Laval, mais on ne les a pas considérées comme contaminées, et presque aussitôt elles ont eu leur exéat ; en sorte que si on ne les fait pas figurer dans la statistique, on a une proportion de 18 femmes traitées à l'hospice des vénériennes ou à domicile sur 170 inscrites, soit *moins d'un neuvième.*

Si au contraire on les comprend parmi les malades, on trouve alors *une fille infectée* pour un peu *moins de 8 visitées.*

Si maintenant on compare la totalité des femmes arrêtées, *soit* 33, avec le chiffre des inscrites, *soit* 186, on voit qu'un peu *moins d'un cinquième* ont été atteintes de gale, d'écoulements ou de syphilis.

Ainsi la ville de Château-Gontier ne fait pas exception à ce qui s'observe ailleurs, et ici comme toujours c'est la prostitution clandestine qui fournit la plus large proportion de maladies contagieuses :

Pour les *filles visitées d'office.*   .   .     2 sur 3.

Pour les *femmes de maison.*  .   .   .     1 sur 8 ou 9.

Il est un autre péril que les auteurs qu'il m'a été donné de consulter n'ont que rarement signalé, bien qu'ils ne l'aient certainement pu méconnaître, et sur lequel ceux qui en ont parlé n'ont pas assez insisté, car, pour ne pas se traduire par une lésion organique, il n'en est pas moins grave dans ses conséquences.

La prostitution clandestine est, d'après ce que j'ai pu observer, *une des causes la plus incontestable de démoralisation sociale et de dégradation dans la race.*

Lorsque, en effet, un jeune homme, qu'à son aspect extérieur on peut prendre pour un enfant, se présente à la porte d'un lieu de tolérance, redoutant la surveillance de la police, la maîtresse de maison lui en refuse l'entrée. Chez les prostituées clandestines il n'en est plus de même. Elles recevront même de préférence des jeunes gens ayant à peine atteint l'âge de puberté, car pécuniairement et pour leur propre satisfaction elles y trouvent leurs avantages. Dès lors : où ils y contractent des affections pour lesquelles ils ne réclament que tardivement les soins nécessaires, parce qu'ils n'en connaissent pas les conséquences et qu'ils n'osent les avouer ; ou, supposons qu'ils ont été assez heureux pour éviter cet écueil, il en est toujours un autre fatal pour eux, fatal pour les enfants auxquels ils pourront être appelés à donner le jour, c'est qu'usant prématurément d'organes non encore parvenus à leur entier développement fonctionnel, ils verront leur constitution physique s'étioler si même l'épuisement n'est pas assez grand pour entraîner la mort.

J'ai précédemment évalué, d'après des documents ayant une valeur presque officielle, le nombre approximatif des prostituées clandestines que compte notre ville. Puisant à la même source, j'ajouterai que ce sont surtout les adolescents qui les fréquentent, et ce qui le prouve, c'est que les maisons publiques ne sont que rarement visitées par les jeunes gens, ou, lorsqu'ils s'y rendent, ils y vont assister à des scènes lubriques. La plupart du temps ils n'y ont point de rapports sexuels ; sur ce point les maîtresses de maison ne m'ont laissé aucun doute. Si, dans leurs établissements, ces plaisirs sont recherchés, on se les procure par des moyens contre nature, *ab ore* le plus ordinairement.

Un fait récent (24 juillet 1869) vient à l'appui de ces renseignements. Obligé d'arrêter une femme qui avait une ulcération suspecte au pharynx, je demandai à la maîtresse si les habitudes de la malade pouvaient expliquer cette lésion. Elle me répondit qu'aujourd'hui elle ne comprenait plus rien à ce qui se passait dans leurs maisons ; que les jeunes gens étaient *pires que les vieux,* à l'époque où elle-même était femme publique, pour rechercher des moyens plus actifs d'excitation ; qu'elle ne pouvait donc rien affirmer quant à la fille arrêtée. Et elle ajoutait : « Si de mon temps une femme eût eu ces » habitudes, elle aurait été forcée de vivre isolée de ses camarades et » de prendre ses repas à part. »

Puis, de ces scènes de débauche dont les hommes, quoique jeunes, se montrent maintenant si avides, il en résulte encore, au dire des maîtresses de maison, qu'un grand nombre de leurs pensionnaires sont devenues *tribades.*

Cet abandon des maisons de tolérance par les jeunes gens, quand l'immoralité n'est pas moindre est un fait qui donne à réfléchir, et d'abord il prouve combien la prostitution clandestine favorise la débauche et s'accroît rapidement quand elle est assurée que l'autorité n'exerce à son égard aucune surveillance.

Il est, au reste, une autre source d'informations qui démontre la fréquentation des prostituées clandestines par les adolescents et confirme la pernicieuse influence qu'elles exercent sur eux. Interrogeons les annales judiciaires, et ces jugements si fréquemment rendus de nos jours contre de tout jeunes employés de commerce ou clercs d'étude pour détournement de fonds qu'on leur avait confiés, n'en sont-ils pas une nouvelle preuve, cette fois irrécusable ?

Donc, sans parler de la syphilis, dont on a constaté déjà l'extrême fréquence chez les filles non surveillées, la prostitution clandestine reste encore un danger très-grand, parce qu'elle offre aux jeunes gens à peine sortis de l'enfance toutes facilités pour se livrer au libertinage, et, comme je le disais quelques lignes plus haut, de ces rapports sexuels prématurés et de l'usage anticipé qu'ils font d'organes n'ayant pas atteint leur perfectionnement fonctionnel doit résulter un épuisement corporel préjudiciable à l'individu lui-même d'abord, et plus tard aux générations futures.

A ce propos qu'on me permette une digression qui, étrangère sans doute au sujet que je traite, ne manque pourtant pas d'actualité.

Chaque année, à l'époque des conseils de révision, entendant des personnes — n'appartenant pas au corps médical il est vrai, mais dont l'opinion mérite attention, — répéter que les contingents ne présentaient plus cette forte constitution qu'on observait autrefois, j'ai voulu savoir ce qu'il y avait de fondé dans leurs appréciations, et dès lors j'ai pris soin de relever, pour les comparer entre eux, les résultats statistiques des vingt-huit dernières années, les divisant en deux époques comprenant chacune six années, la première de 1840 à 1845, la seconde de 1863 à 1868.

Évidemment je n'espérais pas prouver par des chiffres d'une écrasante différence l'influence que cette débauche prématurée, datant à peine de vingt ans dans notre pays, peut avoir sur les populations. Comme le dit avec tant de raison M. Léon Lefort (1) : « La dégéné- » rescence de la race française ne peut être ni démontrée ni niée » scientifiquement. *A priori,* n'envisageant que les améliorations » incontestables introduites depuis un demi-siècle dans l'hygiène » publique et privée, on pourrait soutenir, avec la conviction d'être » dans la vérité, que la race française s'est améliorée ; mais si l'on a » égard à l'influence de causes non moins énergiques (et il énumère » ces causes), on est au contraire amené à croire à la dégénérescence » probable de notre race. »

Aux causes que l'auteur de cet article invoque : Travail en commun dans les manufactures, augmentation de la population industrielle au préjudice de la population agricole, je ne craindrai pas d'ajouter les progrès que, depuis une vingtaine d'années, l'immoralité a fait tant dans les villes que dans les campagnes, et, comme lui, je terminerai en disant : « Les preuves nous manquent pour démontrer scientifique- » ment que cette dégénérescence est déjà une réalité ; ce n'est qu'à la » longue, après plusieurs générations, que ces causes peuvent se tra- » duire par d'incontestables effets. »

Quoiqu'il en soit, en quelques mots voici les conclusions qui découlent de mes recherches.

Divisant, ainsi que je l'ai dit, ce travail en deux périodes de six

(1) *Du mouvement de la population en France,* par Léon Lefort. *Gazette hebdomadaire,* 26 juillet 1867 ; nº 30, page 465.

années chacune, et les comparant entre elles, j'arrive à résoudre ainsi les questions que je m'étais posées :

### Première Question.

Le chiffre des hommes *réformés* par rapport au chiffre des hommes *visités,* exempts de droits non compris puisqu'il sont sans valeur pour le contingent à fournir, est en DÉCROISSANCE pendant la deuxième période sur la première.

### Deuxième Question.

Le chiffre des hommes *réformés pour infirmités de naissance* par rapport au chiffre total des hommes *réformés* est en AUGMENTATION pendant la deuxième période sur la première.

### Troisième Question.

Le chiffre des hommes *réformés pour infirmités diathésiques* ou pour *défaut de taille* par rapport au chiffre total des hommes *réformés pour infirmités de naissance* est à très-peu près STATIONNAIRE, toutefois avec une TRÈS-LÉGÈRE TENDANCE A LA DIMINUTION. Mais il faut noter que cette diminution porte surtout sur les *réformés pour défaut de taille,* et on doit tenir compte que depuis le 1er février 1868, le niveau de la taille réglementaire a été abaissé de 0,01 centimètre, ce qui expliquerait au moins en partie pourquoi il y a moins d'exempts pour cette cause.

Au contraire, les cas de réformes dues à *des infirmités diathésiques* ont subi une AUGMENTATION MARQUÉE :

| PREMIÈRE PÉRIODE. | | DEUXIÈME PÉRIODE. | |
|---|---|---|---|
| 129 hommes réformés pour infirmités de naissance : | | 115 hommes réformés pour infirmités de naissance : | |
| Défaut de taille. | 46 | Défaut de taille. | 33 |
| *Infirmités diathésiques* | 61 | *Infirmités diathésiques* | 62 |
| Causes diverses. | 22 | Causes diverses. | 20 |
| | 129 | | 115 |

On voit donc, d'après ce tableau, qu'à la première époque sur 6 hommes réformés pour infirmités de naissance, presque 3 le sont pour infirmités diathésiques, tandis qu'à la seconde la proportion est de 3 sur 5.

Comparant maintenant entre elles la ville et la campagne à ces deux périodes, voici comment ces mêmes questions se résolvent :

### Première Question.

*Proportion des* hommes réformés *par rapport aux* hommes visités.
*(Exempts de droit non compris.)*

A LA VILLE.

Il y a dans la seconde période DIMINUTION dans l'ensemble des cas de réforme par rapport au chiffre des hommes visités :

1<sup>re</sup> période. . . . 6 sur 16
2<sup>me</sup> période. . . . 6 sur 18

A LA CAMPAGNE.

Cette même DIMINUTION se montre également à la seconde période :

. . . . . . . . 6 sur 14
. . . . . . . . 6 sur 17

### Deuxième Question.

*Proportion des hommes* réformés pour infirmités de naissance, *par rapport au chiffre total des* réformes prononcées.

A LA VILLE.

Dans la seconde période, les hommes *réformés pour infirmités de naissance* sont notablement PLUS NOMBREUX qu'à la première :

1<sup>re</sup> période . . . 18 sur 27
2<sup>me</sup> période . . . 21 sur 27

A LA CAMPAGNE.

Le contraire a lieu, et le nombre d'hommes *infirmes de naissance* a DIMINUÉ par rapport au chiffre total des hommes *réformés :*

. . . . . . . . 20 sur 27
. . . . . . . . 18 sur 27

### Troisième Question.

*Proportion des hommes* réformés pour infirmités diathésiques *ou pour* défaut de taille *par rapport au chiffre total des hommes* réformés pour infirmités de naissance :

A LA VILLE.

Parmi les hommes *infirmes de naissance,* le nombre de ceux *réformés pour infirmités diathésiques*

A LA CAMPAGNE.

Parmi les hommes *infirmes de naissance,* le nombre de ceux *réformés pour infirmités diathési-*

ou *défaut de taille* est resté sensiblement STATIONNAIRE, avec une TRÈS-MINIME TENDANCE A LA DIMINUTION toutefois;

ques ou *défaut de taille* s'est légèrement ACCRU;

Le nombre de ceux réformés pour *défaut de taille* :

Le nombre de ceux réformés pour *défaut de taille* :

A DIMINUÉ

1$^{re}$ période . . . 1 sur 1,9.
2$^{me}$ période. . . 1 sur 2,1.

A DIMINUÉ

. . . . . . . . 1 sur 2,4.
. . . . . . . . 1 sur 3,3.

pour *infirmités diathésiques* :

pour *infirmités diathésiques* :

A AUGMENTÉ

1$^{re}$ période . . . 1 sur 2,1.
2$^{me}$ période. . . 1 sur 1,8.

A AUGMENTÉ

. . . . . . . . 1 sur 1,7.
. . . . . . . . 1 sur 1,4.

Donc, d'après ces relevés :

1° Dans leur ensemble, *les cas de réforme* sont aujourd'hui MOINS NOMBREUX qu'il y a vingt-cinq ans. Ce résultat s'applique à la ville comme à la campagne, et, d'accord en cela avec les chiffres énoncés lors de la discussion académique de 1867, *le nombre d'hommes visités est* MOINDRE.

2° Dans son ensemble également, *la quantité d'hommes réformés pour infirmités de naissance s'est* AUGMENTÉE, mais cette augmentation a porté *sur la ville, car pour la campagne il y a* DIMINUTION.

3° Enfin, fait important, *les exemptions pour défaut de taille ont* DIMINUÉ dans une proportion notable ; mais dans une proportion notable aussi, à la campagne et à la ville, *les infirmités diathésiques,* c'est-à-dire pouvant avoir une influence héréditaire : scrofules, aliénation mentale, épilepsie, etc., *se sont* ACCRUES.

Je n'insiste pas davantage sur ces observations parce que les chiffres obtenus aux deux différentes périodes ne sont pas assez éloignés les uns des autres et que les conclusions à en tirer n'ont pas de caractère assez tranché. Toutefois on ne peut refuser à la prostitution clandestine cette influence pernicieuse que je lui attribue et que forcément elle doit avoir par ces occasions de débauche si facile et si prématurée qu'elle crée pour les adolescents ; et, si peu concluants que soient les résultats que je viens d'exposer, ils sont toujours loin de contredire mon affirmation.

J'ajouterai que la prostitution clandestine a encore pour conséquences :

*De faire contracter* aux jeunes gens *des habitudes vicieuses* qui tôt ou tard se retrouveront dans l'intimité du ménage et porteront atteinte au respect que se doivent les époux ;

*De les éloigner du mariage,* par suite de cette facilité qu'ils ont de satisfaire les plaisirs sexuels et des regrets qu'ils éprouvent de cesser une vie de débauche plus agréable selon eux et exempte de toutes les inquiétudes que suscite la position de chef de famille.

A ce sujet je suis en désaccord avec M. Lagneau, qui dit, dans un article publié par la *Gazette hebdomadaire* (1), sur *le recrutement de l'armée sous le rapport anthropologique :* « Enfin il est bon de remar- » quer que l'accroissement du célibat a pour conséquence l'accroisse- » ment de la prostitution. » S'il ne s'agit que des hommes forcés au célibat par le service militaire, oui, en cette circonstance, dans les villes de garnison le nombre des prostituées doit s'accroître en raison de l'augmentation de l'effectif. Mais, dans nos petites villes, comment expliquer les progrès de la débauche et surtout le nombre toujours croissant de filles qui, à peine nubiles, s'y livrent? D'un autre côté, combien de jeunes gens, nullement retenus par les exigences de la loi de recrutement que leur fortune leur a permis d'éviter, et qui cependant restent célibataires, ou qui, lorsqu'ils contractent mariage, ne s'y résolvent que forcés par leur position sociale et à un âge ou les sept et même neuf années de service sont déjà depuis longtemps écoulées?

Tous ces faits, je ne crains pas de le dire, constituent des motifs trop sérieux pour ne pas excuser l'insistance que je mets, m'unissant ainsi à tous les auteurs qui se sont occupés de cette question, à réclamer de la part de l'autorité la plus sévère surveillance pour tout ce qui concerne la prostitution clandestine.

(1) *Gazette hebdomadaire,* 19 avril 1867 ; nº 16, p. 244.

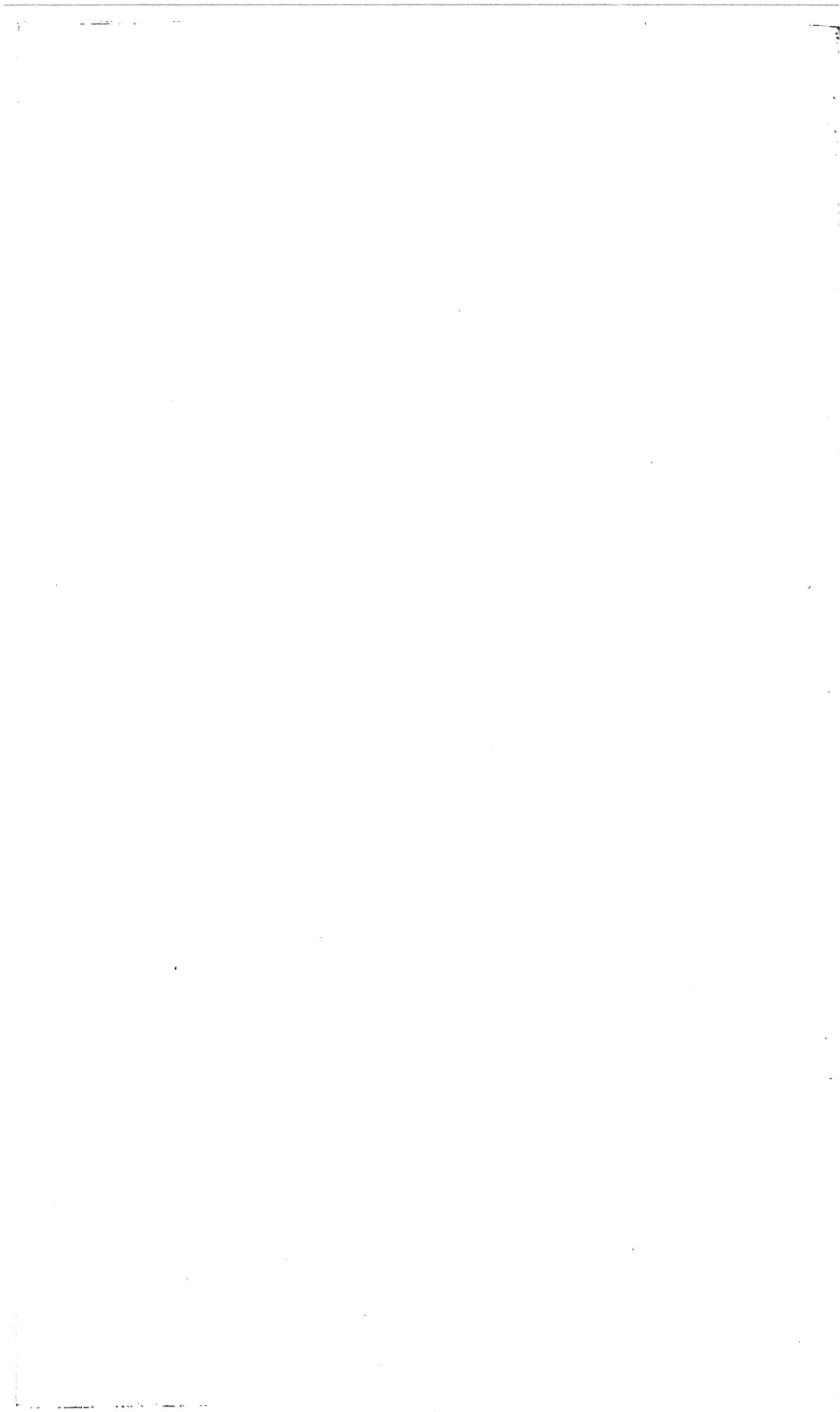

CHAPITRE III.

# CONSIDÉRATIONS
## SUR LA PROSTITUTION EN GÉNÉRAL
### ET
# CONCLUSIONS.

———

Maintenant tous les faits qui concernent la prostitution, soit tolérée, soit clandestine, sont connus. Sans doute, et évidemment on me le reprochera, j'ai été bien long dans leur exposé; mais je tenais essentiellement à ce qu'aucun de ceux dont j'avais pu être témoin ne restât ignoré. Exerçant au centre d'une population peu nombreuse, où tous se connaissent, où par conséquent tout s'observe, il m'était permis (je n'ose me servir de ce mot), d'assister à l'éclosion de la prostitution; et, comme en commençant cette étude, ce que j'avais surtout en vue, c'était de rechercher les circonstances qui la favorisent et par conséquent ce qu'il faut faire pour que celles-ci soient neutralisées, étant à même de prendre le mal à son origine, il m'était plus facile, après en avoir décrit longuement les symptômes, d'en faire connaître le traitement.

Loin de moi la pensée d'exposer, à titre de conclusions, un spécimen de réglement sur la prostitution. Comme le dit le docteur Pélacy dans un rapport fait, en 1841, au Conseil de salubrité de Marseille, sur l'état et les besoins du dispensaire (1) : « Observer, conseiller, là se borne la tâche du médecin ; — prévenir, préserver est le devoir du » législateur. » Prenant donc pour appui mes observations, je vais à présent établir les principes qui, selon moi, doivent servir de bases aux mesures que nécessite l'état actuel de la prostitution et que demandent avec instance tous ceux qui, par leurs fonctions ont pu en reconnaître l'urgence.

Et tout d'abord : *Est-il possible de détruire la prostitution?* Évidemment non. Elle est un mal auquel l'humanité est fatalement condamnée sans pouvoir s'y soustraire, et l'opinion émise par beaucoup qu'il est du devoir de l'autorité de l'empêcher par ses rigueurs, bien que dictée par un sentiment éminemment moral et religieux, doit être regardée comme une utopie. On voit en effet que les divers gouvernements anciens ou modernes, quelle que soit leur forme, théocratique ou autocratique, c'est-à-dire là où l'autorité absolue peut le plus efficacement se faire sentir, lorsqu'ils se sont proposé ce but, y ont inulement employé tous leurs efforts, sans l'atteindre.

De cette première question, il en découle naturellement une seconde dont la solution est tout aussi incontestable : *La prostitution ne pouvant être anéantie, est-il alors légitime d'assujettir les prostituées à des mesures qui toujours sont arbitraires, notamment à la visite sanitaire?*
Cette question parmi la grande majorité des médecins, surtout des médecins spécialistes, ne fait l'objet d'aucun doute, et je ne la mentionne que pour mémoire. Il est en premier lieu de droit commun que toute société prenne des mesures quand un danger la menace. « La société, dit le docteur Venot (2), ne pouvant se régir que par des » lois de nécessité, il faut admettre comme fondées toutes les précau- » tions qu'elle consacre à la sûreté de son existence. » Et ce droit de

---

(1) *Rapport fait au Conseil de salubrité de la ville de Marseille,* par le docteur Pélacy, *in Ann. d'Hygiène,* 1re série, tom. XXV, p. 297.

(2) *Aperçu de statistique médicale et administrative sur l'hospice des vénériens de Bordeaux,* par le docteur Venot. 1837. P. 54.

légitime défense lui est confirmé d'une façon indiscutable par les jurisconsultes et surtout par l'expérience. Est-il besoin de rappeler cette lettre, souvent citée, que le Procureur du Roi adressait en date du 18 mars 1833, au maire de Bordeaux, établissant en principe la légalité de l'action de l'autorité municipale dans les mesures à prendre pour la répression de la débauche publique, et par laquelle il reconnaît que *les filles publiques sont soumises à des règles exceptionnelles du droit commun;* est-il besoin, dis-je, de rappeler cette lettre quand les faits parlent aussi haut?

Parmi les pays civilisés, il en est où la prostitution n'est l'objet d'aucune surveillance, les uns par suite d'un respect exagéré de la liberté individuelle, les autres parce qu'en fermant les lieux publics ils espéraient mettre ainsi un terme à la débauche. Dans l'un comme dans l'autre cas les conséquences de cette inaction sont les mêmes : augmentation considérable dans le chiffre des maladies vénériennes, ainsi que l'a démontré M. Lagneau.

Ce qui prouve surabondamment l'urgence et la légitimité des mesures prises ou à prendre, c'est que ces mêmes Etats qui, jusqu'à ce jour, les ont repoussées au nom de la liberté due à chacun, comprenant aujourd'hui le danger qui les menace, commencent à imiter ce qui se fait chez leurs voisins. *(Act for the better prevention of contagious diseases at certain naval and military station,* promulgué en Angleterre le 11 juin 1866.)

Ainsi la vérité de ces deux premières questions est tellement démontrée qu'elles ont pour moi la valeur de deux axiômes, et, les prenant pour bases, quelles doivent donc être les mesures à adopter?

Elles sont de deux ordres :

1° Les unes, que j'appellerai *palliatives* ou *effectives,* ont pour but, la prostitution étant un fait consommé, de parer, dans toute la limite du possible, au danger qu'elle crée pour la société.

2° Les autres sont *préventives,* toutes *de charité,* c'est-à-dire que par elles on se propose, d'une part, d'offrir aux jeunes filles exposées à se perdre les moyens de continuer une vie irréprochable, et, d'autre part, à celles qui sont tombées, toutes facilités pour se relever de leur chute et rentrer dans la voie de l'honnêteté.

Les *mesures palliatives* se subdiviseront également en deux classes :
Les premières sont spécialement *administratives ;*
Les secondes sont spécialement *médicales.*

---

### PREMIER ORDRE.

## MESURES PALLIATIVES OU EFFECTIVES.

---

### 1ʳᵉ CLASSE. --- MESURES SPÉCIALEMENT ADMINISTRATIVES.

---

Les seules mesures *administratives* proprement dites qui intéressent le médecin sont :

1° L'*inscription* et conséquemment :

2° La *radiation ;*

3° Les *obligations à imposer aux tenants-maison* en ce qui concerne le service sanitaire, et la *pénalité* qu'ils encourront en cas de non-observation des réglements.

#### 1 — De l'inscription.

L'*inscription* est cette formalité administrative en vertu de laquelle la femme qui en est l'objet se trouve désormais assujettie, jusqu'à décision contraire, aux réglements sanitaires et de police imposés aux personnes de mauvaise vie.

« Le besoin de régulariser tout ce qui a rapport à la prostitution a
» fait sentir aux peuples anciens et modernes la nécessité d'inscrire
» les prostituées pour les mettre sous la surveillance plus immédiate
» de l'administration. Dans l'ancienne Rome, toute prostituée par état
» était obligée d'aller se faire inscrire chez les édiles sous peine de
» bannissement (1). »

On sait que les grands législateurs de l'antiquité n'ont point méconnu l'influence que la débauche publique a sur l'existence des peuples, et tous ont tenté d'y apporter un remède.

En France, « depuis Charlemagne jusqu'au milieu du siècle dernier,
» dit Parent-Duchatelet (2), beaucoup de nos rois ont fait contre les
» prostituées de leurs États, et en particulier contre celles de Paris,
» des réglements plus ou moins sévères, mais dans aucun de ces ré-
» glements il n'est question d'inscription et d'organisation régulière,
» ce qui les rendit inutiles et les fit tomber en désuétude presque aus-
» sitôt après leur publication. »

Continuant à faire l'historique de l'inscription, le même auteur nous apprend que, conseillée en 1765 et en 1771, par des personnes en position d'en reconnaître elles-mêmes l'utilité, pour réprimer les désordres des prostituées, elle ne commença à être mise en pratique que quelques années avant la révolution, probablement à l'époque où le lieutenant de police Lenoir rendit ses ordonnances (1778). Au moment où la révolution éclata, deux employés étaient chargés d'*inscrire* et de surveiller les prostituées.

Cette surveillance ayant cessé pendant l'anarchie révolutionnaire des premières années, les désordres recommencèrent et, sous la Convention, ils étaient tels que l'autorité municipale ordonna un recensement des prostituées qui commença en mars 1796. Mais l'examen des registres, conservés dans les archives de la préfecture de police, prouve avec quelle négligence ces inscriptions se faisaient. Aussi

(1) *De la Prostitution dans la ville de Paris,* par Parent-Duchatelet ; 3ᵐᵉ édition, complétée par MM. Trébuchet et Poirat-Duval. 1857. 1ᵉʳ vol., p. 345.

(2) *De la Prostitution dans la ville de Paris*, par Parent-Duchatelet ; 3ᵐᵉ édit. annotée, 1857, p. 315.

6

voit-on de nouvelles plaintes adressées à l'autorité (4 mai 1797 —
29 mars 1800). En 1801, un nouveau recensement eut lieu sur l'ordre
du préfet de police qui venait d'être nommé. Mais il fut encore inef-
ficace et, les plaintes se réitérant, une commission fut nommée pour
examiner cette affaire. Elle déposa son rapport le 12 octobre 1804, et,
entre autres choses, elle demandait « qu'une *inscription nouvelle* eut
» lieu *plus détaillée et plus méthodique que les précédentes;* avec des
» registres spéciaux pour les différentes classes de prostituées, pour
» les maîtresses de maison, pour les filles qui seraient chez elles, etc.»

Ces conclusions furent adoptées et l'inscription se fit de cette manière jusqu'en 1816, « époque remarquable, dit Parent-Duchatelet,
» pour tout ce qui regarde la police et le régime des prostituées. »
Le 15 juillet de cette année, le préfet de police ordonna un recensement général de toutes les filles publiques, et le mode de procéder à leur inscription prescrit par ce magistrat est encore suivi de
nos jours. Seulement, en 1828, il fut décidé qu'avant d'être inscrites,
les femmes devaient présenter leur acte de naissance et que chacune
d'elles aurait son *dossier spécial* où seraient notés tous les renseignements qu'on pouvait recueillir sur son compte et jusqu'aux plus petites
particularités de leur vie.

Ainsi, ce n'est qu'à partir de 1804, et en réalité de 1816, que l'inscription s'est faite d'une manière régulière et efficace pour en obtenir
les résultats qu'on en espérait. Sous ce rapport, la France restait bien
en arrière des nations voisines, l'Italie et surtout l'Espagne où, dès la
seconde moitié du xvᵐᵉ siècle, la prostitution est soumise en certaines
villes, notamment à Séville et à Grenade, à des réglements précis
qui plus tard devinrent la base de ces lois, si remarquables par leur
sagesse et leur prévoyance tant sous le rapport hygiénique qu'administratif, que publièrent au xviᵐᵉ siècle les rois Charles V, Philippe II
et Philippe III.


Parmi les villes de province, certaines d'entre elles, Bordeaux,
Strasbourg, Lyon, Toulouse, Abbeville, etc, possédaient bien, comme
le prouvent leurs annales, des ordonnances relatives aux femmes débauchées et surtout aux entremetteurs; mais la pensée même qui les

avait dictées fit qu'elles tombèrent assez rapidement en oubli, et, dans le cours du siècle dernier, tout était à l'abandon. (1)

Au commencement de celui-ci, dans quelques villes des plus importantes, les commissions municipales, certainement forcées par l'état des choses, eurent recours à quelques mesures, mais, comme le dit le docteur Strohl en parlant de Strasbourg, « c'étaient des ébauches de réglement, » et il ressort des mémoires que j'ai entre les mains que, pour trouver une organisation sérieuse, il faut atteindre l'année 1830.

L'expérience a bientôt démontré que ces premiers réglements, par les lacunes qui y existaient, demandaient à être révisés. Aussi, dans ces dernières années, surtout à partir de 1850, on les voit ou complétés par des actes additionnels *(Marseille,* 1821, 1828, 1842, 1855 ; — *Nantes,* 1833, 1839, 1844) ou refaits en entier *(Bordeaux,* 1851 ; — *Brest,* 1er réglement, 1830 ; 2me réglement, 1850 ; — *Lyon,* 1852 ; — *Strasbourg,* 1856 *; Metz,* 1856 ; — *Le Mans,* 1858 ; — *Tours,* 1862, etc.).

D'un autre côté, dans les villes où la population est moins considérable, l'attention des maires était également attirée sur cette importante question de la prostitution, et aujourd'hui il n'est pas de chef-lieu d'arrondissement qui n'ait son arrêté municipal et un service sanitaire organisé quand il s'y trouve des lieux de tolérance. Sans doute, dans un grand nombre de localités, ces mesures laissent beaucoup à désirer, mais, si incomplets que soient les arrêtés pris, tous commencent par prescrire *l'inscription* des filles publiques.

J'ai fait connaître précédemment combien, dans les premières années, cette inscription se faisait avec négligence à Château-Gontier. Peu à peu, l'expérience aidant, elle est devenue moins imparfaite, surtout depuis 1863, et si, au point de vue de l'intérêt général, il reste encore de grands progrès à faire, on peut dire que pour le moment et en ce qui concerne le service de la ville pris isolément, elle est suffisante.

Il est une circonstance qui, dans l'accomplissement de cette forma-

---

(1) Voir pour plus de détails : *De la Prostitution en Europe jusqu'à la fin du XVI^me siècle,* par M. Rabutaux, 1865.

lité, a toujours été un grand embarras pour l'autorité : *doit-on inscrire les mineures ?*

Si on ne consulte que la loi, alors point de doute, elle est précise : l'article 334 du Code pénal défend l'admission des mineures et des femmes mariées dans une maison de débauche. En adoptant cette disposition, le législateur obéissait à un sentiment extrêmement moral et prévoyant. Comprenant les nombreux dangers auxquels une jeune fille est exposée, il voulait avant tout la protéger contre les tentatives qui seraient faites pour l'attirer dans les mauvais lieux et punir le séducteur. Malheureusement, il faut le reconnaître, le but n'est pas atteint.

« La grande question de l'inscription des mineures, dit le docteur » Strohl, (1) ne soulève pour nous pas le moindre doute. Si, en la leur » refusant, on les empêchait de se livrer à la prostitution ; si, par là, » on les faisait entrer dans une meilleure voie, certes il n'y aurait » qu'une réponse à donner. Mais la fille qui, à quatorze ou quinze » ans, a commencé à se livrer aux hommes, qui a continué pendant » quelque temps, n'est guère capable de se modifier d'elle-même ou » d'être ramenée par des parents qui n'ont su l'empêcher de se plon- » ger dans le vice. Qu'en résultera-t-il ? La fille restera fille publique, » non soumise au contrôle sanitaire, et, une fois malade, elle commu- » niquera pendant longtemps la maladie..... Il n'y a que deux partis » à prendre pour conjurer les mauvaises conséquences de ce déré- » glement : ou bien surveiller et visiter les mineures, ou bien les » enfermer dans un refuge, un disciplinaire ou un établissement de » ce genre, pour les moraliser. »

Château-Gontier, pour n'être qu'une toute petite ville par rapport à Strasbourg, m'a cependant fourni d'assez fréquents exemples de ces faits. Mais qu'aurais-je pu dire de plus ? A l'exposé de mes propres réflexions j'ai préféré citer ce passage de M. le docteur Strohl, si con- cis et si vrai en même temps.

Au reste ce danger que l'obéissance à la loi crée en laissant les mi- neures sans surveillance, est devenu tellement évident que, dans les

(1) *Coup-d'œil sur la prostitution à Strasbourg*, par le docteur Strohl ; *In*. Parent-Du- châtelet. 3ᵐᵉ édit., annotée par MM. Trébuchet et Poirat-Duval. 1857, tome II, p. 515.

grandes villes, depuis longtemps déjà, on n'hésite pas à les inscrire ;
seulement dans certaines, à Lyon, à Nantes par exemple, on ne les
autorise pas à entrer en maison.

D'autres fois, — et ceci me paraît plus regrettable parce que ce peut
être la source d'abus signalés dans un compte-rendu adressé en 1855
au Maire de Bordeaux par M. Dutasta, ex-chef de la police de sûreté
de cette ville, — pour se débarrasser d'un mauvais sujet que rien ne
peut arrêter sur la pente du vice, le commissaire délivre un passeport
portant vingt-et-un ans bien que la fille soit encore mineure, et il
exige qu'elle quitte la ville. J'ai pu, dans le cours de ce travail, présenter plusieurs faits de ce genre et entre autres celui de la fille X...,
inscrite d'office à Château-Gontier sous le numéro 489, à l'âge de
dix-huit ans, et qui avait déjà pu séjourner dans trois maisons de
prostitution grâce à un passeport de vingt-et-un ans, quoiqu'elle n'en
eût que seize et demi lorsqu'elle l'obtint.

Ces conséquences que la loi n'a pas prévues sont donc, sous tout
rapport, plus graves que le mal qu'on a voulu éviter, et dès lors, si
les circonstances l'exigent, il n'y a point à balancer, l'inscription des
mineures doit être forcément acceptée. Quant à la loi, elle n'est pas
transgressée par le fait, puisque les intentions du législateur sont
respectées par cela même qu'on apporte la plus extrême réserve avant
de remplir cette formalité. D'ailleurs, ce même article 334 ne dit-il pas
aussi que l'admission des femmes mariées dans une maison publique
ne doit pas être autorisée ? Et cependant, depuis 1862, j'en compte
huit ou dix qui figurent sur le registre de police. Il est vrai que pour
quelques-unes le *consentement du mari* avait été exigé là où elles
avaient été inscrites !

J'ai souvent pu juger de l'embarras dans lequel se trouvaient les
fonctionnaires chargés de l'inscription lorsqu'il s'agissait d'une mineure. Tantôt c'étaient des filles qui, voulant entrer en maison, venaient elles-mêmes demander qu'on les inscrive ; d'autres fois, il
aurait fallu soumettre d'office aux réglements sanitaires celles que
leur mauvaise conduite signalait depuis longtemps à l'attention de
l'autorité. Dans le premier cas, eut-elle été sur le point d'avoir ses
vingt-et-un ans, dès l'instant où ils n'étaient pas accomplis, la fille
a toujours vu sa demande repoussée. Pourtant il était évident que, du

moment où elle avait recours à cette dernière ressource, elle n'en était pas à son premier acte de débauche; que, loin de là, c'était son inconduite qui l'avait réduite à cette honteuse nécessité, et alors, l'enquête établissant les faits d'une façon incontestable, tous les moyens moraux étant épuisés, n'eut-il pas mieux valu l'inscrire? car, voici ce qui toujours est arrivé : trop connue à Château-Gontier, elle gagnait une des grandes villes voisines, et là, ou elle y vivait de raccrochage, transmettant des maladies que le plus souvent elle portait avec elle; ou elle y obtenait (n° 489 et autres) un passeport de vingt-et-un ans.

Y avait-il lieu à inscrire d'office? Sauf dans les premiers mois de l'année 1869, où l'état des choses nécessita une sévérité depuis longtemps inusitée, j'ai dit en traçant l'histoire de la prostitution clandestine comment cela se passait : en sept années, six inscriptions et qui pour la plupart n'ont pas même été suivies d'une seule visite sanitaire.

Les raisons invoquées par l'autorité pour se justifier étaient que la fille agissait sans discernement; qu'en l'inscrivant on se rendait complice de son inconduite et qu'on semblait ainsi favoriser la débauche; enfin, et c'était là surtout l'excuse capitale, que cette fille n'étant pas encore majeure, l'admettre à se prostituer était porter atteinte à l'autorité paternelle. Et alors qu'est-il advenu? Voulant, au nom de la morale, sauvegarder l'autorité de la famille, on en est arrivé à la conséquence la plus immorale qui puisse exister à mes yeux. Deux de ces infortunées ont dû solliciter le consentement de leurs parents, et on trouve au registre de police cette triste annotation : cette *inscription a eu lieu sur la demande de la fille X... qui s'est présentée devant nous avec son père,* LEQUEL Y A CONSENTI VERBALEMENT NE SACHANT PAS SIGNER.

On en est donc réduit à exiger qu'un père signe l'acte qui consomme le déshonneur de son enfant!

Ces faits justifient pleinement les conclusions du rapport de M. Dutasta, et pouvait-il penser autrement lui qui, tous les jours, était appelé à juger de ces difficultés.

« Je ne terminerai pas cette partie de mon travail, dit-il (1), sans

(1) *Compte rendu des travaux de la police de Bordeaux,* fait, en 1855, au Maire de la ville, par M. E. Dutasta.

» vous entretenir de certains usages, adoptés dans d'autres villes, qui
» me paraissent abusifs, jettent la confusion et l'irrégularité jusque
» dans notre service et sont peut-être encore plus regrettables pour
» l'honneur des familles que pour la dignité de l'administration. »

Puis, après avoir signalé ces abus, il ajoute :

« Ces observations prouvent au moins l'ignorance de beaucoup de
» ces hommes appelés à diriger cet important service. Il serait temps
» que le gouvernement voulût bien leur tracer quelques règles, et vous
» jugerez, Monsieur le Maire, si comme premier magistrat de l'une
» des cités les plus populeuses de l'Empire, ayant eu sous les yeux la
» preuve de ces abus, vous ne rempliriez pas un important devoir en
» appelant l'attention de l'autorité supérieure sur la nécessité d'y
» mettre un terme. »

Les difficultés que présente l'inscription, l'embarras dans lequel
elle place souvent ceux qui doivent y procéder, sont en effet un des
arguments les plus sérieux qu'on puisse invoquer pour demander au
gouvernement de vouloir bien, par une loi applicable à toute la
France, régulariser le service administratif et médical de la prostitution.

Pour moi, je crois qu'en agissant de la manière suivante tous les
intérêts seront garantis (1).

L'inscription est ou *d'office* ou *volontaire*.

S'agit-il d'une inscription d'office?

Lorsque la police reçoit des renseignements qui lui font soupçonner
qu'une fille se livre clandestinement à la prostitution, son premier
soin est de s'assurer tout d'abord, et en y apportant la plus grande
circonspection pour ne pas la compromettre inutilement, que ces renseignements sont fondés. Dès lors il se présente deux cas :

1° La fille *a vingt-et-un ans accomplis,* c'est-à-dire qu'elle est libre
de ses volontés, parfaitement en âge de comprendre les conséquences

(1) Conclusions déjà prises dans le Mémoire que j'ai présenté à la Société médicale
d'Indre-et-Loire au mois de novembre 1867, et publié dans le *Recueil des travaux de la
Société*, ann. 1868, p. 33 et suiv.

de son inconduite et les conseils qui lui seront donnés. Si, malgré tout, elle persiste dans la voie où elle s'est engagée, elle ne pourra s'en prendre qu'à elle-même des mesures que l'autorité se verra forcée d'adopter à son égard.

L'enquête venant donc confirmer les premiers renseignements recueillis, il est du devoir du commissaire de police d'appeler cette femme devant lui, non pas à son bureau, comme cela se fait par une habitude regrettable, mais chez lui, chez une personne tierce, là où il le jugera préférable, pourvu que ce soit dans le secret le plus absolu, car, supposons que cette malheureuse, écoutant les conseils qui lui sont donnés et acceptant les moyens de vivre honnêtement qui lui sont offerts, veuille revenir sur ses erreurs passées, le chemin du repentir lui serait à jamais fermé du jour où ses démêlés avec l'autorité seront connus.

Après un premier avertissement, si les remontrances de l'administration sont restées vaines, il ne reste plus qu'à inscrire sans s'arrêter à aucune considération.

Si la fille est âgée de *moins de vingt-et-un ans,* on doit procéder à l'enquête avec des précautions bien plus grandes encore si faire se peut, et, si les soupçons sont reconnus fondés, c'est à ses parents, s'ils habitent la localité, et non à elle que l'autorité doit en premier lieu s'adresser. Leurs réponses feront aisément juger s'ils ont pour leur enfant tous les soins de surveillance que leur impose la morale, si au contraire ils sont négligents, ou même si, comme j'en ai montré de nombreux exemples (6 fois sur 9), ils ne sont pas complices de sa débauche. Ce premier devoir envers l'autorité paternelle accompli, l'administration sait ce qui lui reste à faire selon le résultat obtenu. Si la jeune fille trouve chez ses parents la protection qui lui est due, inutile de s'immiscer davantage dans cette affaire, tout en ne se relâchant pas de sa surveillance. Si au contraire leur négligence ou, plus encore, leur complicité est démontrée, c'est alors que l'action de l'autorité devient légitime. Le commissaire ou mieux soit le maire, soit le curé, peuvent faire, avec toute la discrétion possible, les démarches nécessaires en cette circonstance, prévenir la fille que l'autorité a les yeux ouverts sur sa mauvaise conduite et qu'en n'y mettant pas un terme elle s'expose à de graves mesures. L'inscription et être soumise à la visite sont les choses que la prostituée clandestine redoute le plus. Ils devront s'informer des causes qui la poussent à se déshonorer, lui faire part des moyens qui sont mis à sa disposition pour vivre honnêtement, la protéger dans le cas où elle manifesterait de bonnes résolutions, en un mot remplacer près d'elle une famille qu'elle serait heureuse de n'avoir jamais connue.

Si, malgré ces efforts, la jeune fille persiste dans ses mauvais penchants et que sa conduite donne lieu à de nouvelles plaintes, pourquoi, puisque tous les moyens de persuasion ont été mis en œuvre, différerait-on de l'inscrire et de la soumettre aux réglements sanitaires ?

Une précaution qu'on ne devra jamais négliger de prendre, lorsqu'il est démontré qu'une fille se livre à la prostitution, c'est de l'engager à permettre une première visite afin de s'assurer de son état de santé et lui procurer les moyens de guérison, si nécessité est, en lui assurant bien qu'il ne tient qu'à elle que cette mesure ne se renouvelle pas.

Quant aux *femmes entretenues,* d'après les faits nombreux que j'ai eus à exposer, prouvant ainsi qu'elles ne diffèrent en rien de la prostituée, leur inscription, je le répète, ne doit plus être l'objet d'aucun doute, et il ne peut y avoir d'exception que pour celles qui demeurent avec leur amant ou qui, n'y demeurant pas, n'ont jamais attiré, par leur conduite scandaleuse, les regards de l'administration. En tout cas celles qui, dans ces conditions, jouiront de cette faveur, devront toujours être l'objet d'une stricte surveillance, et au moindre écart on les inscrira.

J'ai, du reste, pour appui dans l'opinion que j'émets la presque unanimité des auteurs les plus compétents, et il serait évidemment superflu de reproduire ici les citations dont je pourrais m'autoriser. Tous, comme je l'ai moi-même montré, s'accordent à reconnaître l'importance que la femme entretenue a prise au milieu de la démoralisation actuelle, et il ne s'agit plus seulement de la santé publique, mais des intérêts sociaux qu'elle compromet gravement par le trouble qu'elle jette si fréquemment jusque dans les familles. Que de jeunes gens enlevés au mariage, que de ménages troublés, que de fortunes englouties ne voit-on pas de nos jours par cette pernicieuse influence ? Et même — qu'on suppose la circonstance qui semble le plus en sa fa-

veur — quand, ayant été fidèle à son amant et revenant à l'honneur,
cette femme épouse celui qu'elle a su séduire et que dans son ménage
elle ait la conduite la plus irréprochable, le docteur W. Acton se charge
de nous dire ce que sera cette union : « Si cette liaison se traîne et
» devient régulière, l'homme peut s'engager dans des liens qu'il sera
» difficile de rompre. La classe des personnes qui veulent bien accep-
» ter ses assiduités est presque toujours au-dessous de lui et par le
» rang et par l'éducation. Si sa maîtresse lui est fidèle, il est souvent
» porté à en faire ce qu'on appelle *une honnête femme*. Un mariage
» légal s'en suit-il ? l'infortuné reconnaît bientôt qu'il est sévèrement
» puni pour le reste de sa vie. Les exigences de la société sont telles
» que les hommes seuls peuvent le visiter chez lui, même si sa position
» sociale est bonne. Sa famille peut essayer d'arranger les choses ; la
» femme bien élevée ne peut jamais oublier les antécédents de la
» nouvelle épouse. Cette dernière mérite souvent une grande compas-
» sion quand, malgré ses excellentes dispositions pour se bien con-
» duire, elle trouve l'entrée de la bonne société impitoyablement
» fermée pour elle. Son éducation manquée la tient au-dessous de sa
» nouvelle position ; elle se désole, devient acariâtre, maussade, et
» regrette parfois son ancienne liberté. Ceux qui ont visité l'intérieur
» de pareils ménages savent combien rarement les mariages de cette
» sorte tournent bien. » (1)

Donc, contre le péril auquel l'expose le nombre de ces femmes qui
toujours s'augmente et leur influence sans cesse croissante, la société
a le droit de prendre ses précautions et elles se trouvent assurément
justifiées. Or, on peut l'affirmer, du jour où elles seront soumises à
l'inscription et aux visites sanitaires, leur prestige sera considérable-
ment affaibli, sûrement même anéanti.

Je le sais, à ces mesures on oppose le secret de la vie privée, l'inviolabilité du domicile et surtout la liberté individuelle.

« Ici, dit le docteur Boens, de Charleroi (2), doit venir une impor-
» tante remarque. Il ne faut pas confondre avec la prostituée clandes-

---

(1) *Fonctions et désordres des organes de la génération,* par le docteur W. Acton. 1863.
Traduction de la 3me édition, pages 90 et 91.

(2) Congrès médical international de Paris. — *Essai sur la Question n° III,* par le docteur Boens, de Charleroi, page 371.

» tine qui se donne au premier venu pour en soutirer de l'argent, qui
» fait de son inconduite un trafic lucratif, ces femmes galantes, ces
» *entretenues,* ces libertines de haut et de bas étage *qui vivent de la*
» *générosité d'un amant débonnaire et qui, pour satisfaire leurs caprices*
» *et leurs passions, acceptent* à titre gratuit *les hommages des individus*
» *qui leur plaisent.* La liberté individuelle, dans notre état social, a des
» droits que nous devons malgré nous respecter jusque dans les abus
» et les désordres de la vie intime que le monde réprouve, mais dont
» chacun n'est responsable que devant sa conscience et devant Dieu. »

Il faut immédiatement faire observer que l'honorable M. Boens est
en contradiction avec lui-même. Dans les quelques lignes qui précèdent celles-ci il dit que « la prostitution clandestine doit être *sévère-*
*ment* réprimée. » Il va même plus loin, et là il y a, selon moi, une
véritable atteinte à cette liberté individuelle qu'il défend ; il demande
l'addition au Code pénal d'un article ainsi conçu : « Quiconque, femme
» ou fille, qui, sans autorisation préalable, aura attenté aux mœurs en
» se livrant habituellement à la débauche, sera punie d'un emprison-
» nement de six mois à deux ans et d'une amende de 50 à 500 fr. »

Mais alors qu'est donc cette *entretenue* ayant les caractères que l'auteur lui attribue et que j'ai eu soin de souligner dans la citation que je
lui ai empruntée, sinon une débauchée, et même plus, une véritable
prostituée puisqu'*elle vit de la générosité d'un amant* sans compter que
*par caprices elle peut en avoir d'autres.*

Le docteur Strohl, de Srasbourg, me paraît également aller contre
ses propres intentions quand, repoussant l'inscription de la fille entretenue, il dit : « Personne ne rangera dans la prostitution clandes-
» tine le fait *d'avoir un ou plusieurs amants réguliers;* ainsi les femmes
» entretenues n'y sont pas comprises. » Mais répéterai-je encore :
qu'est-ce donc, sinon de la véritable prostitution? Et l'auteur semble
le reconnaître lui-même, puisque, pour blâmer la facilité avec laquelle
l'autorité prononçait autrefois les radiations à Strasbourg, il cite cette
circonstance : « qu'il suffisait d'en faire la demande et de se faire ré-
» clamer par un homme *comme femme entretenue* (1). »

(1) *Coup-d'œil sur la Prostitution à Strasbourg,* par le docteur Strohl, in. Parent-Duchâtelet ; 3ᵐᵉ édition annotée, 1857, pages 519 et 534.

La liberté individuelle, dit-on? Mais aux termes de la déclaration des droits appartenant à chaque citoyen, » la liberté consiste à faire tout ce qui ne nuit pas à autrui. « Elle a donc ses limites dans le préjudice qui peut être porté aux autres membres de la société. D'ailleurs il est un autre droit tout aussi inaliénable, celui de la propriété « déclarée inviolable et sacrée. » Et cependant, comme je le disais dans mon Mémoire de 1867 (1), lorsqu'il y a quelques années, on put craindre l'invasion du typhus des bêtes à cornes dans nos contrées, les mesures les plus énergiques, et il faut l'avouer, les plus radicales puisqu'il s'agissait d'abattre des troupeaux entiers, furent prescrites sans aucun égard pour le respect dû à la propriété. (2) Le danger présent était si grand que, complétement excusables, elles furent acceptées sans murmures. Mais, pour être moins apparents et surtout moins prochains, les dangers que la prostitution clandestine renferme pour la société en sont-ils donc moindres? La seule excuse qu'ait le médecin pour s'occuper de ces questions qui, au premier abord, semblent exclusivement administratives, c'est précisément qu'elles sont des plus graves sous le rapport de l'hygiène publique, la santé des populations s'y trouvant compromise non-seulement pour le présent, mais même pour l'avenir.

Quant à l'inviolabilité du domicile et au secret de la vie privée, ces deux arguments sont sans valeur, surtout dans nos petites villes, du moment où il ne s'agit que de femmes dont la mauvaise conduite n'est ignorée de personne.

Il m'a été fait une autre objection. Soumettre la femme entretenue à l'inscription, et conséquemment à la visite serait, me disait-on, porter atteinte à la liberté de l'amant lui-même, parce que tout individu est libre d'entretenir une fille, si cela lui convient, sans que la police ait à intervenir. Je ne conteste nullement ce droit, et, de son côté, la femme est libre d'user de sa personne comme elle l'entend et

---

(1) Mon mémoire présenté à la Société médicale d'Indre-et-Loire, déjà cité. Voir *Recueil des travaux de la Société,* ann. 1868, page 29.

(2) Depuis ce temps on a malheureusement pu juger de la gravité de ces mesures par ce qui s'est passé dans différentes fermes du département et notamment à la Bourdinière, de Saint-Fort (canton de Château-Gontier), quand, à la suite des grands passages de troupes, le typhus y éclata.

d'accorder ses faveurs à qui bon lui semble. C'est même au nom de ce droit que je repoussais, il y a quelques instants, l'article additionnel proposé par M. Boens. Mais si cet amant vient à manquer, la femme entretenue, pour satisfaire aux besoins de sa vie oisive, se livre aussitôt à un autre ; à celui-ci en succédera un troisième et toujours ainsi, j'ai donné les preuves à l'appui. Que faut-il donc de plus pour en faire une prostituée et lui appliquer les réglements sanitaires?

Je ne pouvais me dispenser d'insister sur ce sujet, car, dans l'état actuel de nos mœurs, il est à craindre, comme l'a dit M. Garin au Congrès international que « dans une vingtaine d'années, la prostitu- » tion déguisée n'ait dépossédé sa sœur légitime, » et la plus à redouter de ces sœurs envieuses est indubitablement la fille entretenue.

Aussi je terminerai en empruntant au docteur Mougeot les paroles suivantes : « (1) Donc, au nom des intérêts les plus élevés, nous tenons » pour les plus grandes rigueurs dans les mesures administratives, » non-seulement pour la femme publique et soumise, mais vis-à-vis » tout ce qui touche plus ou moins près à la prostitution clandestine. » *Toute cette catégorie appartient,* selon nous, *aux établissements insa-* » *lubres et doit en subir la réglementation.* Ici, nulle exception, dussent » ces rigueurs s'étendre jusqu'à ces hétaires qui, loin de faire de la » prostitution clandestine, affichent, par tous les moyens possibles, ce » qu'elles sont, et vont jusqu'à mettre à l'encan, dans les clubs, la clef » de leur alcôve. » (2)

Considérant maintenant les inscriptions d'office d'une manière générale, il n'est plus possible de les combattre au nom de la liberté individuelle, car ce droit sacré n'est nullement méconnu puisque,

---

(1) Congrès médical international de Paris. — *Question III du Programme,* par le docteur Mougeot, de l'Aude; page 358.

(2) Le réglement en vigueur à Hambourg porte :

Art. 6. — Une femme *entretenue* par un seul homme, si elle est étrangère, a besoin de la permission de la police pour séjourner à Hambourg ; elle paie la taxe des filles inscrites de première classe, sans être soumise aux visites médicales prescrites. Elle a, si elle acquitte régulièrement la taxe, le droit de se faire traiter librement à l'hôpital général. Cependant, si il est prouvé qu'elle ait vu plusieurs hommes, ou qu'elle ait donné une maladie syphilitique, elle est traitée comme toute autre femme inscrite.

pour ramener au bien la fille qui se prostitue, tous les conseils lui ont été prodigués avant qu'une décision définitive ne l'ait frappée ; puisque, comme corollaire de cette sévérité, on devra, ainsi que je l'établirai plus loin, tenir à sa disposition toutes facilités pour favoriser son retour au bien. Et alors, si l'autorité se détermine à agir rigoureusement à son égard, elle n'encourt aucun reproche, elle n'a point transgressé les pouvoirs qui lui sont dévolus, car, répétant ce qu'en 1867 je disais en termes à peu près identiques à ceux dont s'est servi M. Mougeot, « protectrice de la société, elle est toujours en » droit d'exercer sa surveillance sur *les industries dangereuses et mal-* » *saines.* » (1)

Si la fille vient *volontairement* réclamer son inscription et qu'elle soit *majeure,* l'autorité n'est pas pour cela dispensée de lui faire connaître la gravité de la mesure qu'elle sollicite. En même temps on devra lui offrir des moyens d'existence honnête, et, si elle reste sourde à ces remontrances, il n'y a plus qu'à satisfaire à sa demande.

Quand la fille a *moins de vingt-et-un ans,* le magistrat auquel elle s'adresse devra, par ses conseils, par les secours qu'il lui propose, la dissuader de donner suite à son projet. Mais surtout et avant toutes ces formalités, il faudra informer sa famille de ce qui se passe. Si ces tentatives de moralisation sont vaines, l'inscription est par cela même légitimée.

Toutefois, dans l'un comme dans l'autre cas, du moment où cette inscription est volontaire, il est une règle imposée aux filles qui veulent se faire inscrire à Lyon et qu'on devrait adopter partout. « Le » vice ne doit jamais être dépouillé de sa honte, dit M. Potton ; (2) une » demande formelle, pièce authentique, est exigée préalablement de » toutes les femmes qui veulent se livrer à la prostitution. Ce n'est » qu'après une déclaration semblable qu'une carte de tolérance lui est » accordée. »

(1) Mon mémoire de 1867, déjà cité ; voir *Recueil des travaux de la Société médicale d'Indre-et-Loire,* ann. 1868, page 39.

(2) *Histoire statistique et médicale de la Prostitution dans la ville de Lyon,* par le docteur Potton. In. Parent-Duchâtelet. 3me édition annotée ; 1857. Tom. II, page 442.

## 2 — De la Radiation.

La *radiation* est la conséquence naturelle de l'inscription. Il faut, en effet, que la femme qui, dans un moment d'erreur, ne craint pas de livrer son nom au déshonneur, puisse espérer que cette flétrissure s'effacera le jour où elle fera un retour sur elle-même.

Prononcer la radiation d'une prostituée est chose tout aussi grave que de procéder à son inscription. Il ne faut pas se le disssimuler, en effet, que les mesures auxquelles on soumet les filles publiques sont d'exception ; qu'il est, pour cette cause, toujours profondément regrettable d'avoir à les mettre en œuvre, et qu'elles n'ont de valeur légale que parce que la société y a recours au nom de sa propre conservation. Il faut, par conséquent, éviter autant que possible leur application, et surtout ne point avoir à les renouveler. Aussi quand une fille sollicite sa radiation, le magistrat ne doit la lui accorder qu'autant qu'il a par devers lui toutes les assurances qu'il n'aura point à revenir sur cette décision, et que les précautions prises contre cette femme en l'assujettissant par l'inscription aux réglements de police sont devenues inutiles. *En toutes circonstances, la radiation ne doit donc jamais avoir d'autres raisons que la garantie qu'offre celle qui la demande d'une conduite désormais à l'abri de tout reproche.*

Malheureusement il est loin d'en être ainsi, et je n'en prendrai pour preuves que ce que j'ai pu observer à Château-Gontier.

Du mois de mars 1850 au 1er janvier 1869, je compte 444 femmes inscrites volontairement, parmi lesquelles 30, c'est-à-dire *un quinzième* ont été rayées. *Six* seulement ont mérité cette radiation par leur bonne conduite ; à celles-ci j'en ajouterai *trois* autres qui se sont mariées et on arrive à un chiffre de 9 filles publiques sur 444, soit 1 sur 49, qui ont renoncé à la prostitution. — *Sept,* ayant manifesté le désir de rentrer dans leur famille, ont également été rayées. — Quant aux dernières, au nombre de *quatorze,* soit la moitié des radiations, on leur accordait cette faveur parce que *trois* devenaient maîtresses de maison et *onze* étaient mises en chambre par leur amant. La facilité avec laquelle cette garantie était acceptée fait que je n'ai pas cru devoir parler des radiations opérées parmi les filles inscrites d'office, le plus grand nombre d'entre elles étant dues, comme on l'a vu, à cet appui. Je ne devais pas non plus compter parmi les femmes qui rentraient dans la bonne voie celles qui sont, disaient-elles, retournées chez leurs parents, puisqu'il m'a été possible de juger combien ce prétexte avait peu de valeur.

Ainsi, *un tiers* seulement des radiations repose sur un motif réellement légitime, l'unique qu'il soit permis d'invoquer, le retour à la vie honnête. Celles-ci ont eu lieu pendant la seconde période (1850-1862), car, de 1862 à 1869, (3ᵐᵉ période) *quatre* femmes seulement ont vu leur nom disparaître des registres d'inscription, grâce à leur amant qui les retirait de maison.

En réalité, dans notre ville comme ailleurs, le nombre des prostituées que le repentir touche est extrêmement minime. Il y a plus : j'ai pu m'assurer que celles (nᵒˢ 373 et 401) qui avaient toutes facilités pour revenir au bien, ont abusé de leurs bienfaitrices, ainsi que je l'ai dit précédemment, et il ne reste comme cause la plus ordinaire de radiation que le titre de maîtresse de maison ou la responsabilité d'un amant. Dans ce dernier cas elle a été accordée le jour même de la demande. Or, je ne crains pas de le dire, rien n'est plus blâmable que ce mode de faire et on ne peut comprendre une telle condescendance de la part de l'autorité, car, en agissant de cette façon, elle se déjuge elle-même et condamne les raisons sociales qui justifient l'arbitraire de l'inscription et la légitiment.

Le réglement en usage à Château-Gontier est complétement muet sur tout ce qui concerne la radiation ; le cas n'est même pas prévu. Il serait donc de la plus grande nécessité d'y ajouter un paragraphe spécial établissant d'une façon très-nette la conduite qu'ont à tenir les fonctionnaires chargés de prononcer en cette circonstance.

Pour cela il suffit de prendre pour règle ce qui se fait à Paris. Tout y est sagement prévu et Parent-Duchâtelet donne à ce sujet d'intéressants détails que je vais résumer. (1)

_____

(1) *De la Prostitution dans la ville de Paris,* par Parent-Duchâtelet. 3ᵐᵉ édition annotée. 1857. Tom. Iᵉʳ, page 386 et suiv.

La femme qui veut obtenir sa radiation est obligée d'en adresser à qui de droit la demande par écrit, et elle aura soin de faire connaître quelles doivent être dorénavant ses ressources pour vivre.

La radiation est alors ou *immédiate* ou *différée,* jusqu'au jour où, après avoir exercé sur la demanderesse une active surveillance, qui ne sera jamais moindre de trois mois, l'autorité sera convaincue que les sentiments honnêtes qu'elle exprime sont sincères.

Les conditions qui déterminent une radiation immédiate sont : une affection organique des organes génitaux, — le mariage, — le retour dans sa famille, la femme étant étrangère à Paris.

Sont au contraire soumises à une surveillance, qui parfois pourra se prolonger au-delà d'une année : 1° celles qui rentrent chez leurs parents, quand ceux-ci n'offrent pas, sous le rapport des moyens d'existence ou de la surveillance qu'ils exerceront sur leur enfant, toute la sécurité désirable ; 2° la femme qui demande à sortir de maison pour vivre maritalement avec son amant, et, en outre, il faut que de son côté cet homme fournisse de bons renseignements ; 3° enfin la prostituée réclamée par des personnes charitables.

Dans tous les cas, du jour où une fille demande sa radiation, elle n'est plus tenue de rester en maison. Elle vaque librement aux nouvelles occupations qu'elle s'est créées. La surveillance dont elle est l'objet, et qui nécessite beaucoup de tact de la part des agents, s'exerce dans le plus grand secret, seulement elle est tenue de se présenter à la visite. Cette dernière condition peut être remplie à Paris, où le tumulte de la grande ville permet aisément qu'elle passe inaperçue ; mais, dans nos petites villes de province, ce serait évidemment vouloir l'impossible, et la surveillance sur la conduite y étant plus facile, on a le droit d'être moins exigeant.

Enfin il y a les *radiations d'office,* qui sont prononcées quand, une femme étant disparue depuis trois mois, toutes les recherches faites pour savoir ce qu'elle est devenue sont restées infructueuses.

J'aurai à revenir prochainement sur ces départs furtifs, assez fréquents à Château-Gontier, et sur la radiation presque immédiate de ces femmes qui, au moment des foires, viennent se faire inscrire pour quelques jours seulement.

7

### 3 — Obligations à imposer aux tenants-maison et Pénalité dans le cas de non-observation des réglements.

Des faits nombreux et dont on va pouvoir apprécier la valeur, m'ont démontré combien le réglement était insuffisant en ce qui concerne les tenants-maison.

Je n'ai point à m'occuper de la partie administrative, bien que j'aie pu constater qu'il y a, sous ce rapport, des réformes importantes à faire, entre autres fixer, ainsi que cela existe à Berlin et à Hambourg, les conditions d'existence réciproque des tenants-maison et de leurs pensionnaires. Je me bornerai à signaler certains abus qui me paraissent mériter toute l'attention de l'autorité, par exemple : jamais je n'autoriserais plusieurs issues à une maison publique, parce que c'est rendre à peu près impossible la surveillance que la police doit y exercer. Je ne voudrais pas voir les maîtresses de maison employer pour leurs commissions les enfants du voisinage, ni permettre que de jeunes ouvrières, lingères ou couturières, reportent l'ouvrage qui leur a été confié. Il serait également bon de veiller à ce que les prostituées, quand elles élèvent leurs enfants, ne les eussent pas avec elles dans la maison qu'elles habitent, ne serait-ce que pour y prendre leurs repas, etc., etc; toutes choses dont j'ai été témoin et sur lesquelles je ne dois pas insister davantage, parce qu'elles sont en dehors de ma compétence.

Mais il est un point sérieux dont un grand nombre d'auteurs se sont occupés déjà et sur lequel, je le crois, le médecin ne saurait trop insister : je veux parler de la *responsabilité à imposer* aux personnes qui tiennent maison pour tout ce qui est relatif au service sanitaire.

Aux termes de l'article 7 du Réglement de notre ville, il est dit « qu'aussitôt qu'un individu tenant un lieu de débauche s'apercevra » qu'une femme publique est malade, il devra la séparer et l'empê- » cher de communiquer avec qui que ce soit ; la déclaration en sera » faite immédiatement à la police chargée de faire procéder à la vi- » site. »

Cet article existant, il ne reste plus qu'à le faire observer, et j'ai pu me convaincre que les choses se passent comme s'il n'existait pas, ce qui tient évidemment à ce qu'il n'y a pas de peine édictée d'une façon spéciale en cas de sa non-observation, et aussi à ce que le maître de maison pourra toujours arguer de son ignorance.

C'est donc avec raison que M. Lagneau (1) demande que toute personne qui sollicite une tolérance prenne en même temps l'engagement de répondre de la santé des filles qu'elle aura chez elle, et soit par cela même forcée de les visiter tous les jours.

Puis, comme complément de cette mesure et pour en assurer l'exécution il faut, non pas comme dans le réglement actuel, et par un article final, dire d'une façon générale (art. 9) « que toute contraven- » tion aux dispositions ci-dessus donnera lieu à la fermeture tempo- » raire ou définitive de la maison de débauche, sans préjudice des » poursuites judiciaires, » mais établir d'une façon bien explicite et spécialement applicable à l'obligation qu'on impose, une pénalité assez forte pour que les tenants-maison ne puissent s'en faire un jeu, car j'ai vu par quelques faits, mais un surtout (n° 485), combien il était nécessaire qu'il n'y eût aucun doute sur la peine à appliquer en cette circonstance.

Maintenant se bornera-t-on, comme généralement les réglements le portent pour toutes les contraventions quelles qu'elles soient, à prononcer la fermeture temporaire ou définitive de la maison ou sera-ce une peine pécuniaire?

Parent-Duchâtelet (2) a traité dans un chapitre à part cette question des punitions qu'on peut imposer aux dames de maison et de leur légalité. « On ne connaît, dit-il, que trois manières d'atteindre et de » punir les dames de maison : 1° l'amende; 2° la perte de la liberté; » 3° la clôture de l'établissement. » Ensuite, il recherche les causes de l'incertitude dans laquelle les diverses administrations qui se sont succédé depuis le commencement de ce siècle, semblent être sur le droit qu'elles ont de punir, tantôt appliquant ces différentes peines, tantôt se bornant au retrait de la tolérance et il en donne les raisons suivantes : ou les dames de maison sont de véritables prostituées

(1) *Annales d'hygiène,* 2ᵐᵉ série, 1856, tome V, p. 259 et 279.

(2) *De la Prostitution dans la ville de Paris,* par Parent-Duchâtelet. 3ᵐᵉ édit. annotée 1857; tome II, chap. XXI, p. 258 et suiv.

placées en dehors de la loi, soumises par conséquent à toutes les mesures arbitraires que l'autorité juge convenables ; ou, les rangeant dans la classe de ceux qui exercent une industrie, si honteuse qu'elle soit, elles ne sortent pas de la loi commune. Dans ce dernier cas, on ne peut ni imposer une punition pécuniaire « véritables amendes que les » tribunaux seuls peuvent appliquer », ni prononcer l'expulsion ou condamner à la prison par respect pour la liberté individuelle, et alors le seul moyen auquel on puisse avoir recours pour sévir est la fermeture de la maison.

Or, fermer un lieu public, ne serait-ce que pour quelques jours, est une mesure grave que l'administration, principalement dans nos petites villes, ne prendra que forcée par des circonstances tout-à-fait sérieuses. C'est précisément ce qui est arrivé dans le cas (n° 485) dont je parlais précédemment. J'avais constaté chez une fille une ulcération spécifique sur l'amygdale gauche, et, comme il fallait l'envoyer à Laval, on l'avait, suivant l'habitude, laissée à la maison jusqu'au départ de la voiture qui avait lieu quelques heures après. Dans cet intervalle, elle s'évade. La maîtresse jure ses grands-dieux qu'elle est la première victime de ce départ furtif, mais l'enquête établit incontestablement qu'au contraire il comble ses espérances pécuniaires et qu'elle n'y est pas étrangère. L'arrêté prononçant la fermeture temporaire de la maison fut rédigé, mais au moment de le rendre exécutoire, l'autorité hésita, non sans raison, et cette contravention resta impunie. Il n'en eût évidemment pas été de même si la peine eut été pécuniaire.

Dans certaines villes, à Brest et à Strasbourg par exemple, le réglement, en même temps qu'il établit la responsabilité des maîtres de maison, fixe la punition dont ils sont passibles : les frais de maladie restent au compte du coupable et, à Strasbourg, la maison sera fermée pendant un temps proportionnel au degré de culpabilité. A Château-Gontier, cette peine serait illusoire, on le comprend, puisque les dames de maison sont actuellement tenues de payer les journées d'hôpital, et qu'elles ont soin de se les faire rembourser par la malade.

Il faut donc en revenir à l'amende, et voici l'opinion du docteur

Garin, de Lyon, à ce sujet : (1) « L'administration de notre ville par-
» tageait ce sentiment (établir la responsabilité) quand elle inscrivait
» dans son réglement que toute maîtresse qui n'aurait pas déclaré en
» temps convenable la maladie de l'une de ses filles, atteinte par la
» contagion, paierait les frais de son traitement à l'Antiquaille et
» verrait son propre établissement fermé pendant un temps plus ou
» moins long, suivant le degré de sa culpabilité. Malheureusement
» cet article du réglement, conçu dans une pensée de sage prévoyance,
» mais peut-être trop rigoureux par ses effets éloignés *n'a jamais été*
» *mis en pratique.* On peut croire qu'une *punition pécuniaire,* simple-
» ment administrative, comme tout ce qui réglemente la prostitution,
» *serait plus facilement applicable* et ne pourrait à la longue manquer
» son but, c'est-à-dire l'assainissement des prostituées. »

Peu importe d'ailleurs que cette mesure soit, par rapport au droit
commun, légale ou non. Pour tous, il n'est pas douteux qu'une maîtresse de maison n'est autre qu'une prostituée que l'opinion publique
traite avec plus de mépris encore que les femmes qui sont chez elle.
Veut-on, d'après l'opinion contraire, considérer l'ignoble métier qu'elles
font comme une industrie? D'abord légalement cela n'est pas possible ;
la preuve, c'est que quand un tenant-maison vend son établissement
le notaire qui rédige l'acte ne parle que de la vente de l'immeuble
et laisse la cession de la clientèle, qui se paie cependant, complètement dans l'oubli, parce que, comme me le disait un officier minis-
tériel, cette assimilation serait trop immorale. Du reste, lorsqu'un
individu demande l'autorisation d'ouvrir un lieu de débauche, l'administration, en lui octroyant cette tolérance, lui fait part des réglements de police auxquels il est soumis. S'il les accepte, c'est après en
avoir pris connaissance et en toute liberté ; par conséquent jamais il
n'aura le droit de se plaindre des conditions qui lui sont imposées
puisqu'il avait le droit de les refuser. Dès lors, pourquoi donc ne
pas établir la pénalité pécuniaire qui, ainsi que le dit M. Garin (2),
« doit être adoptée comme une des meilleures mesures contre la pro-
» pagation des maladies vénériennes et comme le moyen qui, dans

(1) *De la Police sanitaire et de l'Assistance publique dans leurs rapports avec l'extinction des maladies vénériennes à Lyon,* par le docteur J. Garin. 1866 ; page 82.

(2) *De la police sanitaire, etc.,* par le docteur Garin, p. 83 (déjà cité).

» les habitudes invincibles du libertinage, peut le mieux faire pré-
» valoir, au profit de l'immunité syphylitique des populations, le
» choix des maisons de tolérance sur toutes les autres formes de
» prostitution. »

Ce qui se fait en Prusse prouve d'ailleurs qu'il n'y a dans cette
proposition rien d'impraticable, et, entre autres engagements que le
postulant prend en demandant une tolérance, on trouve celui-ci :

» Art. 16. (1) — Je m'engage à veiller à ce que les femmes habitant chez
moi vivent exactement selon les prescriptions qui leur seront données par la
commission et à ce qu'elles observent la plus grande propreté de corps. Dans
le cas où l'une d'elles tomberait malade, j'en informerai immédiatement le
médecin du district et la commission. Je promets surtout de porter mon attention sur l'existence d'une maladie vénérienne ou de la gale chez ces femmes.
S'il vient à ma connaissance ou même si j'ai une simple présomption qu'une
des femmes habitant chez moi soit atteinte d'une maladie contagieuse, non-
seulement j'en avertirai le médecin préposé et la commission, mais j'aurai
soin de la tenir séparée des autres femmes et de tout visiteur jusqu'à l'arrivée
du médecin ou jusqu'à son transport à l'hôpital. *Pour toute infraction à cet
égard, je paierai, sur l'ordre de la commission, une amende de 10 à
100 thalers* ( 37 fr. 50 à 375 fr.), *etc., et me rends responsable de tout
dommage que des tiers auront souffert de l'infection que cette prostituée
leur aurait communiquée.* » (2)

Et, comme dans ce réglement imposé aux chefs de maison de tolérance à Berlin, tout est admirablement prévu, on trouve encore :

» Art. 12. (3) — Il (le maître de maison), devra fournir à chaque prostituée
outre le linge de corps et de lit, le meuble particulier pour se laver, une
seringue à injections et deux ou trois éponges. »

En effet, exiger que tout maître de maison veille à ce que ses pensionnaires prennent les soins de propreté indispensables par leur mode

---

(1) *Notice sur la Prostitution à Berlin,* par le docteur Behrend ; in Parent-Duchâtelet,
édition annotée; tom. II, p. 687. — Voir : *Modèle de demande à l'effet d'être autorisé à
tenir une maison de prostitution.*

(2) Je ne note cette dernière clause par laquelle le chef de maison se déclare civilement
responsable du mal contracté avec ses pensionnaires, que pour montrer jusqu'à quel point
certaines conditions d'une extrême gravité peuvent leur être imposées, car, outre que
celle-ci me paraît d'une application difficile, elle peut être injuste.

(3) *Réglement imposé aux chefs de maison de tolérancè à Berlin.* In Parent-Duchâtelet.
Edition annotée, 1857 ; tome II, page 689.

d'existence et leur fournisse tout ce que nécessite une bonne hygiène est le complément obligé de cette responsabilité qui leur doit être imposée.

---

2ᵐᵉ CLASSE. — MESURES SPÉCIALEMENT MÉDICALES.

---

Sous ce titre j'aurai à faire connaître successivement les conséquences de mes observations sur :

1° *La visite sanitaire;*

2° *Le mode d'organisation des secours pour le traitement des filles publiques atteintes de maladies contagieuses;*

3° *Le mode d'organisation des secours pour les vénériens* (hommes ou femmes) *en général.*

### 1 — De la Visite sanitaire.

Les visites qui, comme je l'ai dit précédemment, avaient autrefois lieu dans un local approprié où se rendaient les filles soumises, se font à domicile depuis le mois de juin 1864. Elles sont hebdomadaires, et ce laps de temps me paraît fondé surtout si, dans l'intervalle, les chefs de maison sont tenus de s'assurer de l'état sanitaire de leurs filles et d'informer le médecin dès qu'ils éprouveront un doute à cet égard. Le spéculum est chaque fois employé. Depuis 1862, les notes de visites sont consignées sur un livret que chaque femme reçoit à son arrivée, après qu'il a été constaté qu'elle était saine. Il en est de même à son départ; on ne lui délivre son passeport qu'après avoir été visitée. Elle paie son livret 25 centimes, et 1 fr. 50 par visite hebdomadaire. Celle-ci est gratuite pour les filles en carte ou que la police arrête. Inutile d'insister sur ces détails, en partie donnés antérieurement, et que je regrette d'avoir à répéter ici; mais ceci me conduit à m'occuper de la *taxe*.

Chaque année il entre dans la caisse municipale pour droits perçus, soit sur le livret, soit à la visite, une somme qui n'est jamais moindre de 800 francs.

Généralement les auteurs qui ont écrit sur la prostitution sont unanimes pour repousser cet impôt. Sans doute, si notre administration inscrivait à son budget un revenu provenant d'une telle source, il n'y aurait pas de paroles assez sévères pour l'en blâmer et j'appuierais ces conclusions ; mais il n'en est heureusement point ainsi. Du reste, la plupart des auteurs qui ont conclu en ce sens ne se sont pas préoccupés, pour justifier leur opinion, de la conduite des municipalités sous ce rapport, et ils se sont bornés à demander que la taxe soit, sans aucune exception, supprimée dans toutes les villes où il y a un service sanitaire.

D'abord, — et cette raison mérite considération, — dans nos petites villes cette suppression est impossible, l'exiguité des revenus s'y oppose. Puis, en thèse générale, je partage à ce sujet complétement la manière de voir du docteur Mougeot.

Il dit :

« Les dépenses occasionnées par la surveillance de la prostitution » doivent être soldées par la prostitution elle-même. Nous avouerons » ne pas comprendre le sentiment de répulsion qu'on trouve dans la » plupart des auteurs sur cette question. Est-ce qu'au point de vue » de la salubrité publique et du budget, qui sont seuls engagés ici, » il n'est pas *plus juste de voir la prostitution payer elle-même les frais* » *qu'elle occasionne, que d'y appliquer l'argent d'honnêtes gens que la* » *prostitution ne regarde pas ?*

» *Quand une honnête créature paie patente pour vivre honnêtement de* » *son état, par quelle aberration de l'esprit exonèrerait-on ces misé-* » *rables qui, au lieu de contribuer à la richesse du pays* par leur tra- » vail et leur fécondité, *l'appauvrissent* par leur stérilité proverbiale » et par la débilitation l'empoisonnement de ses enfants ? » (1)

Mais alors, pour que les administrations ne puissent être accusées de retirer un profit de la débauche publique, il faut que les sommes ainsi reçues *ne figurent jamais aux comptes-rendus municipaux* et

(1) Congrès médical international de Paris. 1867. — *Question III du Programme*, par le docteur Mougeot, de l'Aude ; p. 362 et 363.

qu'elles soient *uniquement* affectées aux frais que nécessite le dispensaire, sans jamais recevoir une autre destination, et, *s'il y a un excédant,* que ce soit encore à traiter les prostituées malades ou à améliorer leur sort qu'on emploie cet argent, sans quoi il devient une honte pour les mains qui en usent autrement.

La ville de Château-Gontier, tenue d'un côté d'établir un service de surveillance sanitaire sur la prostitution, d'autre part limitée dans ses dépenses par l'insuffisance de ses ressources, étant donc de toute façon forcée d'avoir recours à la taxe, *celle-ci doit-elle être acquittée par les prostituées elles-mêmes ?*

Il y a bien longtemps, une proposition faite par les maîtresses de maison m'avait suggéré la réponse à cette seconde question, mais comme elle se trouve d'accord avec ce que propose M. Garin, je préfère citer les paroles d'un praticien plus autorisé : « Abolie en 1864 à
» Lyon pour les filles isolées qui subissent la visite au bureau des
» mœurs, la taxe est maintenue pour les maisons de tolérance dont
» les pensionnaires sont visitées à domicile. Ces maisons paient non
» plus une capitation mais une contribution annuelle, fixée d'avance
» et proportionnée au nombre de filles de chacun de ces établisse-
» ments. De cette manière l'administration, digne et généreuse envers
» la plèbe souvent indigente des prostituées, se borne à lever sur les
» matrones qui les pressurent une sorte d'impôt au-devant duquel
» elles vont elles-mêmes et qui, ne froissant en rien la volonté ou
» l'intérêt des filles de maison, peut néanmoins, si on le veut, contri-
» buer puissamment à un but utile. (1) »

A Château-Gontier ce but avait été indiqué par les maîtresses elles-mêmes, lorsqu'elles firent, dans leur propre intérêt bien entendu, cette proposition dont je parlais tout-à-l'heure et que je vais faire connaître en temps donné.

### 2 — Mode d'organisation des secours pour le traitement des Filles publiques atteintes d'affections contagieuses.

En commençant l'histoire de la prostitution pendant la troisième période, j'ai eu occasion de dire comment les choses se passaient

_____

(1) *De la Police sanitaire, etc.,* par le docteur Garin; page 67 (déjà cité).

quand une fille publique était atteinte de gale ou d'une maladie vénérienne, et j'ai touché quelques mots des inconvénients que présentait le système adopté. Qu'on me permette d'y revenir brièvement.

Lorsqu'une fille est reconnue malade, il faut l'envoyer à Laval,
c'est-à-dire à 28 kilomètres, pour y recevoir les soins nécessaires. Il
s'écoule donc toujours entre la visite et le départ de la voiture un
espace de quelques heures pendant lesquelles elle reste confiée à la
garde de la maîtresse, et j'ai montré par des faits qu'elle pouvait
partir furtivement dans cet intervalle. Et s'il n'y a pas de place à la
voiture ? Il faut qu'elle attende le lendemain pour partir, par conséquent qu'elle couche à la maison, car il n'y a pas à songer à la mettre
au violon ; ce n'est plus alors un inconvénient, cela devient un
danger.

En second lieu, si l'état sanitaire d'une fille est douteux, que faire ?
Faut-il l'envoyer à Laval ? C'est, comme je l'ai dit plus haut, s'exposer à ce que le médecin du dispensaire, qui aura tout le temps et
toutes facilités pour l'observer, la renvoie, après un jour ou deux,
comme inutilement arrêtée. Si, au contraire, on la garde à Château-
Gontier dans le but d'obtenir un diagnostic certain, où la séquestrera-
t-on ? La salle des consignées, demandée dans mon rapport du 7 avril
1862, est encore à créer. Il faut donc la confier à la surveillance de la
maîtresse de maison, et j'ai pu savoir pertinemment que cette consigne
n'est pas toujours respectée, et, le serait-elle, la malade ne conserve-
t-elle pas à sa disposition tous les moyens, si connus des prostituées,
de dissimuler certaines affections pour lesquelles elles peuvent être
arrêtées ?

J'ajouterai qu'à Laval les filles malades ne sont pas dans un hôpital,
elles sont à la prison. Je ne connais pas le régime auquel elles y sont
soumises, mais, j'admets qu'il ne diffère en rien de celui des hôpitaux, c'est toujours un grand tort de les placer là où sont les malfai-
teurs. Assurément elles sont le rebut de la société, mais enfin elles ne
sont pas criminelles, et pourquoi leur laisser croire, en les traitant
ainsi, que tout espoir de pardon est perdu pour elles ?

Ne sera-ce pas encore une difficulté si, chez une femme ayant eu
des chancres et sortie de l'hôpital quand le tissu cicatriciel est encore

peu résistant, l'ulcération reparaît au bout de quelques jours sous l'influence de rapports répétés ? Evidemment j'hésiterais à la renvoyer au dispensaire.

Il n'est donc pas difficile de reconnaître immédiatement tous les vices d'une telle organisation et l'urgence des réformes à faire.

Pour moi, et cela ne fait pas l'objet d'un doute, *dans toute ville où il y a un service de surveillance sanitaire, il doit y avoir également un service hospitalier.*

A Château-Gontier, cette création présente deux sortes de difficultés. Premièrement, par suite de circonstances qui seront ultérieurement indiquées, on ne peut placer ce service à l'hôpital. Il faudrait donc trouver un local présentant toutes les garanties d'isolement et de clôture que nécessitent les personnes qui doivent y être enfermées, et l'approprier à sa destination, ce qui, sous le rapport de la dépense, n'est pas minime affaire eu égard au budget de la ville.

C'est ici le moment de parler de cette proposition faite par les dames de maison. Elles demandaient qu'au lieu d'envoyer à Laval leurs pensionnaires malades, on voulût bien les traiter à Château-Gontier, et elles s'engageaient à rembourser les frais occasionnés par les soins qu'elles auraient reçus, et même plus s'il le fallait. Je dois faire observer que cette proposition n'a pas eu de caractère officiel, mais, connaissant ces dispositions, n'y avait-il pas lieu d'en profiter pour doter la ville d'un établissement de salubrité publique? Et, si les choses eussent abouti, la véritable réforme à faire, dans ce cas, eût été *de supprimer la taxe et de rendre gratuit pour les filles publiques le traitement des maladies vénériennes,* en établissant sur les lieux de tolérance un impôt calculé pour la somme totale qu'il doit produire d'après les dépenses à faire, et proportionnel, pour chaque établissement, au nombre de femmes qu'en moyenne il renferme.

Persuadé à l'avance que la ville serait loin d'y perdre dans ces conditions, j'ai voulu m'assurer approximativement par des chiffres jusqu'à quel point j'étais dans le vrai, et voici le résultat obtenu :

Du 1er janvier 1862 au 1er janvier 1869, c'est-à-dire dans l'espace de sept années, il y a eu 23 femmes de maison traitées pour affections contagieuses, soit au dispensaire, soit à domicile, par suite d'une autorisation que les circonstances forçaient. Le total des journées de traitement est de 604, soit 26.3 pour chaque femme, et en moyenne 86.3 pour chaque année. Je porte à 87 journées, et au lieu de les compter à 1 fr., comme à Laval, j'en élève le prix à 1 fr. 50 ; c'est alors une dépense annuelle de 130 fr. 50. Je suppose que ce chiffre s'élève à 200 fr. ; en y ajoutant le traitement du médecin et d'une femme chargée de surveiller cet hôpital, je suis sûr que 1,200 fr. couvriront la dépense d'une année. Or, actuellement, la ville peut, sans être exigeante, fixer à 1,500 fr. la redevance totale à établir sur les tenants-maison, par conséquent 500 fr. chacun, et ils ne s'y refuseront certainement pas, car, tant pour la taxe que pour les frais de traitement de celles de leurs femmes qui se sont trouvées malades, leur mise annuelle s'élève à plus de 300 fr.

Ce serait donc un excédant de 2 à 300 francs que tous les ans la municipalité pourrait employer à améliorer le service des prostituées ; et il y aurait encore une autre source de revenus à y joindre si, comme je le conseillais, dans le cas de contravention, la fermeture temporaire était remplacée par une peine pécuniaire.

Cette proposition des maîtresses de maison formulée il y a cinq ans environ, m'avait dès le moment suggéré le projet que je viens d'exposer. Depuis j'ai vu que sa réalisation n'avait rien d'impossible, car les choses se passent ainsi à Bruxelles et à Berlin (1). Il n'est donc pas besoin de chercher à démontrer plus longuement les avantages qu'on trouverait dans ces modifications apportées au système actuel.

Quant au service hospitalier, il devient évident par quelques-uns des faits précédents qu'il doit être confié au médecin déjà chargé de la visite sanitaire, car on fera cesser, de cette façon, toutes ces difficultés qui souvent naissent entre le médecin inspecteur et le médecin d'hô-

---

(1) Réglement de Bruxelles :

Art. 31. — Une rétribution sera payée par tous les tenants-maison de débauche et de passe ; le produit en sera destiné à couvrir les dépenses auxquelles donneront lieu les mesures sanitaires.

Réglement de Berlin :

*De la Prostitution tolérée.* — Art. 13. — Le chef de maison recevra des prostituées demeurant chez lui les droits mensuels destinés à la caisse de guérison et qui servent à couvrir les frais de maladies syphilitiques et ceux de l'administration. Il en versera le montant, par anticipation, à la caisse centrale de police, de même que toutes les amendes infligées par la commission des mœurs.

pital par suite d'appréciations différentes sur le caractère contagieux ou non de certains accidents de la syphilis. Mais je ne dois pas insister sur ce point parce que je semblerais défendre une cause qui m'est trop personnelle ; je céderai donc la parole à des juges dont l'opinion est incontestable sur ce sujet.

Le docteur Pélacy, dans un rapport adressé au Conseil de salubrité de la ville de Marseille sur l'état et les besoins du service du dispensaire, dit : (1)

« Pour ce qui est du service médical, nous signalerons deux vices » considérables qu'il serait de la plus haute importance de corriger.

» 1° La partie de ce service relative à la visite des filles publiques a » été ramenée sous la direction des magistrats de la commune ; mais » la confusion existe encore par rapport à celle qui préside au traite- » ment des malades, traitement attribué à l'administration des hôpi- » taux.

» 2° Le service médical du dispensaire se trouvant confié à deux » classes de médecins, les uns chargés du diagnostic, les autres du » traitement des malades à l'hôtel-Dieu, — ceux-ci guidés sans doute » par leurs lumières, mais inspirés aussi par la présence d'une admi- » nistration parcimonieuse ; ceux-là conduits seulement par leur zèle » et leur expérience, — il survient entre eux des divergences condam- » nables ayant pour effet de compromettre la santé publique par un » excès habituel d'indulgence ou d'exaspérer les filles mal notées par » une sévérité d'examens et de jugements que les uns croient néces- » saires et que les autres semblent croire inutiles, à grand tort.

» Un pas a été fait vers l'ordre naturel, mais il en faut faire encore » un pour y atteindre. Le bureau d'admission aux vénériennes ou » dispensaire des filles publiques doit cesser d'être un établissement » amphibie, moitié de l'hôtel-Dieu, moitié de la commune, et devenir, » comme à Paris et dans les principales villes du royaume, une insti- » tution exclusivement municipale où les mêmes médecins soient » chargés de visiter les filles publiques et de traiter celles qui sont » malades. »

De son côté, le docteur Garin n'est pas moins concluant dans son

(1) *Rapport au Conseil de salubrité de la ville de Marseille,* par le docteur Pélacy. *In Ann. d'Hygiène,* année 1841, 1re série, tome XXV, page 305.

rapport à la Société impériale de médecine de Lyon (1) : « Les diver-
» gences d'opinions des syphilographes eux-mêmes sur la nature
» contagieuse de certains symptômes de la syphilis ont contribué par-
» fois à jeter le doute sur les déterminations à prendre, et l'on a pu
» voir alors des filles obstinément renvoyées de l'hôpital des véné-
» riennes comme guéries, et non moins obstinément réintégrées à
» l'hospice comme malades ; effet fâcheux de théories contraires appli-
» quées à des faits identiques. La nature des maladies qui déterminent
» l'envoi des filles publiques à l'hôpital peut donc conduire à des con-
» flits regrettables, etc. »

Appuyées sur des noms aussi autorisés, ces deux citations doivent
évidemment suffire, et je terminerai ce qui a trait à l'organisation des
secours pour le traitement des filles publiques en empruntant les conclusions prises par le premier de ces auteurs (2).

« Ainsi, continue le docteur Pélacy, pour nous résumer en quelques
» mots :

» 1° Unité d'action et d'impulsion administratives ; 2° unité de per-
» sonnel médical, etc., etc...

» Voilà les améliorations qu'il est urgent de faire pénétrer dans
» l'institution du dispensaire. Sans elles, la santé publique resterait
» presque sans défense contre le plus redoutable des fléaux de l'espèce
» humaine et serait laissée imprudemment exposée aux dangers in-
» cessants qui résultent pour elle soit de l'insuffisance des moyens
» hygiéniques, soit de la confusion des attributions et du conflit d'opi-
» nions médicales diversement inspirées. »

Cette réunion des services sanitaires étant adoptée, le principe émis
par M. Jeannel, de Bordeaux, devient facilement applicable. Selon lui,
le médecin inspecteur doit déclarer malade et envoyer à l'hôpital *toute
femme atteinte d'une affection des muqueuses dans laquelle, avec ou sans
déchirure des surfaces, il y a production de pus ou d'un liquide muco-
purulent*. Si ce même praticien est également chargé du service hospitalier, n'ayant plus à craindre un contrôle que le public interprète
avec malveillance du jour où la mesure prise n'est pas ratifiée, il n'hé-

(1) *De la Police sanitaire, etc.*, par le docteur Garin ; page 73 (déjà cité).
(2) *Rapport au Conseil de salubrité de Marseille*, par le docteur Pélacy. *In Ann.
d'Hygiène*, année 1841, 1ʳᵉ série, tome XXV, page 307 (déjà cité).

site plus à mettre ce principe en pratique, assuré qu'il est d'avoir tout moyen pour asseoir son diagnostic.

Et ici, je suis tellement dans le vrai, que, continuant à consulter les auteurs qui ont traité de cette matière, quelques semaines après avoir écrit ces lignes, je trouve dans le mémoire lu par M. Jeannel au Congrès médical international de 1867, et comme si je les eusse pressenties, ces conclusions relatives à l'organisation du service médical :

« Les dispensaires de salubrité et les hôpitaux des vénériens sont
» des institutions qui concourent au même but : restreindre l'infec-
» tion vénérienne. Il me paraîtrait nécessaire qu'elles fussent har-
» monisées entre elles par l'unité de direction. . . . . . . . .

« . . . Pourtant, dans toutes les grandes villes, les dispen-
» saires et l'hôpital sont complétement indépendants l'un de l'autre,
» non-seulement au point de vue administratif, mais encore au point
» de vue médical ; bien plus, ils ne sont soumis à aucun contrôle. Les
» dispensaires et les bureaux des mœurs, annexes du service de
» police, sont dans les attributions du chef de la police, préfet ou
» maire, selon l'importance des villes. Les hôpitaux de vénériens,
» établissements municipaux, sont sous la direction des commissions
» administratives des hôpitaux ou de l'administration municipale. De
» là résulte qu'aucune mesure n'est combinée dans l'intérêt commun
» des deux services ; ils sont même souvent en hostilité déclarée. (1) »

### 3. — Mode d'organisation des secours pour le traitement des vénériens, hommes ou femmes, en général.

Il est tout d'abord un principe duquel, en aucune circonstance, on ne doit se départir, c'est que du moment où il s'agit d'une affection aussi grave dans ses conséquences ou immédiates, ou éloignées, les moyens de traitement doivent être mis à la disposition de l'individu, qui en est atteint, aussi largement que possible et toujours gratuitement. Prenant donc ce principe comme base de toute organisation, je vais avoir à examiner successivement la manière dont peuvent être offerts les secours aux femmes qui, sans être des prostituées, ont eu

_____

(1) Congrès médical international [de Paris. 1867. — *Prophylaxie des maladies véné-riennes,* par le docteur Jeannel, de Bordeaux, p. 326.

le malheur de contracter une maladie vénérienne, et aux hommes, quand l'indigence les met dans l'impossibilité de se traiter.

Comme on a pu le remarquer, j'ai eu soin, dans le paragraphe précédent, de ne parler que des secours à donner aux filles publiques. C'est qu'en effet cette classe de femmes à laquelle on ne peut appliquer cette dénomination, et qu'une conduite équivoque expose cependant à la contagion, doit, lorsque l'accident lui arrive, être traitée dans un local séparé, et là se montre encore un des vices du système en vigueur dans notre ville, sur lequel je ne saurais trop appeler l'attention.

La plupart du temps, quand la police reçoit de mauvais renseignements sur une fille, on ne la lui dénonce pas comme se prostituant, mais *comme ayant communiqué du mal.* Avant même de savoir si sa conduite est telle que l'inscription doive s'en suivre, la première chose à faire, si le médecin la reconnaît contaminée, c'est de la séquestrer et de la guérir et alors il faut l'envoyer à Laval. Or, cette ressource, la seule qu'on ait, est déplorable, car pour peu que cette personne, si avant qu'elle soit sur la pente du vice, ait conservé quelques sentiments honnêtes qu'on pourrait faire vibrer en elle, qu'arrivera-t-il au contact des misérables avec lesquelles elle se trouve renfermée? Nécessairement, compromise pour le présent, se croyant perdue pour l'avenir, elle se jettera dans l'abîme. Et combien plus grave encore sera cette conséquence si cette malheureuse se voit pour séjour une prison et s'il s'agit de jeunes filles qui sont encore de véritables enfants (n° 494 : 16 ans). Il faut donc en cette circonstance user des plus grands ménagements, car de ce qu'une femme a contracté une syphilis, il n'en faut pas conclure qu'elle doit être mise pour cela au rang des prostituées, et c'est à tort que certains réglements considèrent *la communication d'un mal vénérien* comme devant forcément entraîner l'inscription.

Voici donc un nouvel et puissant argument qui vient s'ajouter aux précédents pour démontrer l'urgence de la création d'un établissement hospitalier ou seront donnés *gratuitement* les secours aux femmes qui en auront besoin, et il est évident que si la ville de Château-Gontier réalisait ce progrès, il faudrait qu'il y eût un appartement spécialement réservé aux filles non inscrites et disposé de telle façon que jamais elle n'eussent aucun rapport avec les filles de maison ou en carte qui pourraient s'y trouver ; et, dans cette création, le budget n'aurait encore rien à y perdre puisque, et il faut en féliciter l'administration, toute fille libre reconnue malade est envoyée à Laval et soignée aux frais de la ville (1).

Si les mesures sanitaires devaient se borner à la visite des femmes soumises et de celles que la police soupçonne de mener une vie débauchée, et ensuite à les traiter quand elles sont reconnues malades, il est certain que le résultat vers lequel on tend, à savoir l'extinction de la syphilis, serait loin d'être obtenu. « Tant que les mesures de » salubrité n'atteindront que les filles publiques sans s'étendre aux » hommes qui les infectent, les effets du régime sanitaire resteront » incomplets, et la société sera comme un propriétaire qui, pour » étancher un vaste étang, se bornerait à en drainer seulement la » moitié (2). »

Cette question des mesures de prophylaxie à employer contre la contagion vénérienne a été si souvent et si savamment traitée depuis une vingtaine d'années, mais surtout, il y a trois ans, au sein du Congrès international de Paris, par les hommes les plus éminemment compétents, qu'il serait bien téméraire à moi de vouloir y revenir. Je vais donc seulement les énumérer, en m'arrêtant brièvement à celles qui peuvent plus spécialement intéresser notre contrée.

Les moyens proposés par les auteurs pour arrêter la propagation de cette grave maladie peuvent être divisés en deux ordres selon les circonstances :

(1) Du 1er janvier 1862 au 1er janvier 1869, la ville de Château-Gontier a eu à rembourser au dispensaire de Laval, pour frais de traitement, 213 journées d'hôpital, soit en moyenne 40,7 par année. Mais il faut tenir compte, qu'à cette époque, la prostitution clandestine n'était pour ainsi dire l'objet d'aucune surveillance. L'année 1869, pendant laquelle ce service de police s'est fait sérieusement, a donné à elle seule 194 journées, ce qui, pour une période de huit années, porte le total à 407 journées réparties entre 13 femmes; donc, en moyenne, 31,3 journées d'hôpital pour chacune d'elles. Ce serait, par conséquent, environ et au plus bas chiffre 30 à 35 fr. que coûterait à la ville chaque femme arrêtée, y compris les frais de voiture.

(2) *De la Police sanitaire, etc.*, par le docteur Garin, page 78.

8

Où un individu *est atteint de maladie vénérienne,* et alors il me faut étudier l'organisation des secours qui devront être mis à sa disposition.

Ou un individu, *non contaminé, s'expose à contracter cette affection,* et alors j'aurai à passer en revue les moyens qui lui sont conseillés pour s'en préserver.

Je vais donc avoir à résumer :

> 1° *Les moyens propres à assurer le traitement;*
>
> 2° *Les moyens prophylactiques.*

1° *Moyens propres à assurer le traitement.* — Les secours peuvent être donnés aux syphilitiques soit à l'hôpital, soit à domicile par les consultations gratuites.

Les secours hospitaliers sont de beaucoup préférables en ce sens que les malades, étant séquestrés, ne peuvent obéir aux désirs sexuels et transmettre ainsi leur affection.

Dans notre ville, il est pénible de le dire, les vénériens ne sont aujourd'hui l'objet d'aucun soin. A l'époque où le service de surveillance des filles publiques fut établi, comprenant parfaitement le but de l'œuvre qu'elle accomplissait, l'administration municipale avait institué une distribution gratuite de médicaments. Mais de nombreux abus d'une part, un peu les exigences du budget de l'autre, firent qu'au bout de deux ans environ, car aucune pièce officielle ne l'établit, on supprima cette si utile institution, et maintenant ces malades restent abandonnés à leurs propres ressources, c'est-à-dire qu'ils ne se soignent que forcés par la gravité du mal et gratifiant de leur vérole celles qui leur en offrent l'occasion.

Cette suppression est d'autant plus regrettable que l'hôpital n'est et ne peut leur être, pour le présent, d'aucun secours, car les religieuses, qui en ont accepté la surveillance, ont mis dans leurs conditions *que jamais elles ne donneraient leurs soins aux malades atteints de gale ou de maladies vénériennes.* Voici donc deux affections se transmettant par contagion, mais surtout l'une très-grave dans ses conséquences pour l'humanité, qui pour cette cause réclame les soins les plus immédiats, exclues du lieu où ils pourraient être donnés avec le plus de sécurité.

Il faut bien l'avouer, il est encore dans nos mœurs de traiter les
« précieux vérolés » comme de véritables parias, et, sans être soumis
aux traitements barbares qui les frappaient au moyen-âge, « la coulpe
de leur péché, comme le dit M. Garin, pèse encore sur eux. » La
séquestration des vénériennes à la prison de Laval est évidemment
une réminiscence du siècle dernier, et, si on réfléchit au caractère
dont les sœurs de l'hôpital sont revêtues, à leur susceptibilité très-
excusable de femme, on ne doit plus être surpris de cette clause par
elles mise, et même j'ajouterai qu'elle est plus que légitime quand on
voit des commissions administratives supprimer, dans les hôpitaux
de grandes villes, le service gratuit des vénériens et ne le conserver
que pour ceux qui pourront payer leurs journées de traitement. Il y
avait des abus, cela est vrai, et j'ai pu en être le témoin lorsqu'à
Tours je faisais le service de la salle IV. Chaque année, à l'entrée de
l'hiver, les mêmes individus reparaissaient. Mais en quelle salle de
malades ne voit-on pas des *habitués,* et les abus qui pouvaient exister
sont-ils à comparer avec le danger qu'il y a à laisser des syphilitiques
errer sans être traités ?

Ainsi : pour les hommes, point de secours ; pour les femmes, l'u-
nique ressource d'aller à la police (et Dieu sait quelle peut en être la
conséquence !) solliciter un billet d'hôpital... pour être admises à la
prison.

Tout est donc à organiser sous ce rapport, et voici, il me semble,
ce qui devrait exister :

Dans toute localité qui possède un hôpital il devrait y avoir deux
salles spéciales, l'une pour les hommes l'autre pour les femmes, et les
personnes atteintes de maladies vénériennes y seraient reçues gratuitement et sans aucune de ces entraves dues à l'obligation où sont
aujourd'hui les malades de présenter un certificat d'indigence ; un
certificat constatant le temps depuis lequel ils habitent la ville ; si leur
temps de domicile est insuffisant, un certificat par lequel le maire de
la commune où ils sont nés s'engage à payer les frais de maladie.
Sans compter qu'il peut arriver que, quand ce sont des ouvriers sur le
« tour de France, » s'ils ont quitté leur lieu de naissance depuis
longtemps, on leur répond qu'ils n'ont plus droit aux secours com-

munaux ; s'ils sont arrivés nouvellement dans la localité où ils tombent malades, on les repousse parce qu'ils n'y ont pas encore droit, et alors l'hôpital leur restera d'autant plus hermétiquement fermé que leur maladie est souvent considérée comme une juste punition de leur impudicité.

» Et pourtant, dit M. Garin (1), à n'en juger que par l'intérêt géné-
» ral, quels malades devraient trouver plus universellement ouvertes
» les portes d'un hôpital ? Le mal odieux qu'ils transmettent et qui,
» de génération en génération, finit par altérer le sang du peuple,
» impose à l'Etat l'obligation de séquestrer ces malades alors même
» qu'une charité généreuse ne lui ferait pas un devoir de les recueillir
» avec bonté. »

Maintenant si, comme on peut l'objecter, un hôpital de chef-lieu de canton n'est pas assez important pour y organiser ce service, qu'au moins le chef-lieu d'arrondissement en soit doté et qu'il soit ouvert à tous les malades de la cironscription. Puis cet établissement livré à ses propres ressources, ne devant évidemment pas pouvoir faire face aux dépenses, et d'ailleurs les abus étant à craindre dans l'envoi des malades, les communes seraient tenues de rembourser les frais de traitement dûs par un des leurs. Mais, quel que soit le mode de recouvrement adopté, et ceci est affaire administrative, le médecin, au nom des intérêts sociaux, n'a qu'une chose à demander : *l'admission sans réserves et gratuite de tous les vénériens* (2). Ce principe ne fait aucun doute pour le corps médical et je n'en parle aussi longuement que, parce qu'entre autres faits observés, il en est deux qui m'ont démontré combien la manière de voir de l'autorité sur ce point était égarée.

Dans le cours de l'année 1864, deux filles de Cossé-le-Vivien, chef-lieu de canton de notre arrondissement, se présentèrent à ma consul-

(1) *De la police sanitaire, etc.,* par le docteur Garin, page 98.

(2) La loi belge du 26 février 1845 est bien supérieure à la loi française sous le rapport du recouvrement des dépenses faites pour le traitement d'un malade étranger à la localité où il est secouru. De même que la nôtre, elle porte (art. 12) que tout indigent, en cas de nécessité, sera secouru provisoirement par la commune où il se trouve, mais, après avoir stipulé que le remboursement des frais de traitement ou d'assistance sera fait par la commune du domicile de secours, elle règle les termes et délais dans lesquels devra être effectué ce remboursement qui est obligatoire par les voies de droit.

tation pour obtenir un certificat qui, constatant leur état sanitaire, leur permît d'être envoyées à Laval. Etrangères à la ville, elles n'avaient pas droit à ce secours et elles furent forcées de retourner dans leur commune. A Cossé il y a bien un hôpital, mais on n'y reçoit pas les vénériens, et les soins dont elles avaient besoin leur furent refusés. Elles revinrent alors à Château-Gontier, espérant que, surprises à raccrocher, la police les enverrait à la prison comme vagabondes. Leur espoir fut encore déçu, mais dans la soirée elles avaient fait une victime, et, en fin de compte, ce ne fut que parce qu'elles avaient volé qu'on les arrêta.

Mais même dans des conditions où leur admission à l'hôpital semble ne devoir être l'objet d'aucune difficulté, prostituées inscrites, il arrive qu'on les refuse. Ainsi, au mois de mai 1868, deux filles de maison qui depuis quelques jours étaient consignées, leur état sanitaire m'ayant paru suspect, demandent à quitter la ville. N'osant les envoyer à Laval, l'occasion était trop belle pour ne pas m'en débarrasser. Arrivées à leur nouvelle résidence, elles furent reconnues malades mais non arrêtées ; l'une d'elles obtint un billet d'hôpital parce qu'ayant quelque argent elle put payer son traitement ; mais je fus fort étonné d'apercevoir, quelques jours après, l'autre, sans asile, errant dans la campagne en compagnie de deux hommes, et pour tirer de ce fait toute sa moralité, il faut ne pas laisser ignorer que pour revenir à Château-Gontier elle avait fait quarante lieues. Lorsque la police fut prévenue de son retour, elle avait disparu.

Ici les choses ne se passent pas de la même façon et quand, à la visite d'arrivée, une fille est reconnue malsaine, elle est aussitôt retenue et envoyée à Laval au compte de la maîtresse de maison qui la présente. Je fus, je l'avoue, très-surpris de voir qu'il n'en était pas ainsi dans une grande ville, et, si les réglements hospitaliers s'opposaient à leur admission, il me semble que la sécurité publique demandait qu'elles fussent alors remises aux mains du chef de maison avec injonction de les ramener à leur lieu de départ.

On le voit donc, on ne saurait trop insister sur ces faits malheureusement très-fréquents, et il est de la plus pressante urgence d'éveiller l'attention de l'autorité sur les dangers qu'ils récèlent pour qu'elle avise aux moyens de les prévenir.

En ce qui concerne les soins à domicile, on peut dire que dans notre petite localité les consultations gratuites se donnent aux pauvres aussi largement que possible, et même aucun de nous ne refuse ses visites quelle que soit la maladie pour laquelle il est appelé. Il ne manque donc au malade que la possibilité de mettre à exécution les conseils qu'il a reçus. Par conséquent, que la municipalité rétablisse la distribution gratuite des médicaments dont elle avait si intelligemment compris l'utilité, et comme il serait injuste que ceux qui ont réellement besoin de ce secours en fussent de nouveau privés par suite d'abus qui ne manqueront pas de se reproduire, ne pourrait-on, pour les empêcher, publier un réglement portant des peines sévères contre ceux qui s'en rendraient coupables, par exemple : le droit de les séquestrer à l'hôpital jusqu'à leur parfaite guérison, et le remboursement, par leur travail, des médicaments qu'ils auraient ainsi soustraits à la charité publique.

C'est au nom de ce même principe que, de concert avec tous ceux qui se sont plus spécialement occupés de l'organisation des secours à donner aux vénériens, je crois devoir exprimer le regret de trouver dans les statuts de la Société Mutuelle de notre ville l'article **20** en vertu duquel *les soins sont refusés aux maladies causées par la débauche et l'intempérance.* Cette clause est commune à tous les réglements de sociétés d'assistance mutuelle, aussi les protestations s'élèvent de tous côtés de la part du corps médical, car cette restriction n'arrête en aucune façon le libertinage, et le mal, qui en est la suite, reste avec toutes ses conséquences, frappant, faute de soins, même les plus innocents. Évidemment tout individu qui, par des habitudes répétées de débauche, se rend indigne des secours qu'il reçoit, doit être impitoyablement rayé des contrôles de la société ; mais cette mesure ne sera prononcée qu'après guérison, les intérêts de l'humanité l'exigeant ainsi.

2° *Moyens prophylactiques.* — Restreindre la propagation des maladies vénériennes dans toute la limite du possible, sinon même qu'on ne puisse espérer parvenir un jour à leur extinction, tel est en définitive le but que se sont proposé tous les auteurs, qu'ils se soient bornés à étudier spécialement la prophylaxie de ces affections ou qu'ils aient étendu leurs recherches sur la prostitution.

Parmi les moyens que les membres du Congrès international de 1867 ont fait connaître, il n'en est aucun qui puisse être considéré comme *un véritable prophylactique*. Pour qu'il en fût ainsi, il faudrait que ce moyen préconisé, semblable à la vaccine, pût être d'une application facile, acceptable par tous, et qu'il offrît à l'individu qui s'y soumet l'assurance de ne jamais contracter la syphilis, ou que si, à l'exemple de la variole, cette maladie est susceptible de se développer, tout au moins elle soit tellement modifiée que les effets consécutifs en soient anéantis. Il n'en est point qui aient ces caractères, et il ne reste plus que des *procédés* plus ou moins réels *de préservation*.

Pour rendre leur exposé plus facile je les répartirai en trois groupes.

I. — Les uns, *simples conseils hygiéniques*, sont l'indication des soins de propreté que l'homme doit toujours prendre, mais surtout après un rapport qui peut lui paraître suspect. De nombreuses formules de lotions ont été indiquées pour cet usage, et M. le docteur Mougeot a fait connaître au Congrès le résultat de ses intéressantes recherches relativement à l'action de certains composés chimiques sur les virus, prenant comme terme de comparaison le vaccin ou le pus du chancre mou, mais n'osant pas expérimenter sur la matière du chancre induré. Donner de plus amples développements serait dépasser de beaucoup le cadre d'un sujet que j'ai déjà trop longuement traité.

Les préparations indiquées sont, on le sait, les unes à base alcaline, les autres à base acide ; elles ont une action plus ou moins grande sur les tissus, mais, quelle qu'elle soit, pas une de ces solutions ne peut être regardée comme devant infailliblement neutraliser les virus déposés sur les organes pendant l'acte sexuel. Malgré cela, leur emploi est loin d'être inutile, et c'est avec raison que de nombreux praticiens ont demandé que, dans les maisons publiques, le visiteur les ait à sa disposition. Quelques-uns même ont conseillé que dans la chambre de chaque prostituée on affichât une instruction sur leur emploi. Cette obligation imposée par l'autorité aux tenants-maison n'aurait rien d'immoral, car, comme le dit M. Owre, de Christia-

nia (1), « tant que la prostitution publique continuera à être un mal
» nécessaire, il est du devoir de l'administration hygiénique de rendre
» les conséquences de ce mal aussi peu nuisibles à la société que faire
» se peut. »

II. — La *Circoncision* et la *Syphilisation,* proposées comme moyens
prophylactiques, doivent former un groupe à part et être appréciées
simultanément, car l'une et l'autre ont ce caractère commun de né-
cessiter une opération chirurgicale.

Au premier de ces procédés, préconisés par le docteur Cohen, de
Hambourg, j'opposerai que les peuples Orientaux, les Musulmans et
une notable partie des Européens sont, dès l'enfance, soumis à cette
pratique religieuse, sans qu'ils soient pour cela, plus que d'autres,
exempts de la contagion syphilitique. Ce qui se passe dans nos pos-
sessions d'Afrique et, en France, chez les Juifs en est la preuve. Sans
doute, on ne peut nier que ce moyen ne soit une excellente mesure
d'hygiène, mais ce serait aller trop loin que de lui reconnaître la
vertu prophylactique que semble lui attribuer M. le docteur Cohen.

Quelques mots sur la syphilisation suffiront, car elle a été l'objet
d'une discussion sérieuse au sein du Congrès et le docteur Jaccoud a,
par les faits les plus incontestables, très-savamment réfuté les arguments émis en faveur de la méthode. Il est au reste une objection
que je ferai et que bien d'autres ont dû, je crois, faire comme moi.
D'où vient-il que, de nos jours, ces questions de la prostitution et
de la prophylaxie des maladies vénériennes sont l'objet de si nombreux mémoires, si ce n'est parce qu'elles sont extrêmement graves
pour l'humanité. Or, que fait-on en syphilisant un individu? On lui
inocule précisément la maladie à laquelle on veut le soustraire, et,
pour que cette inoculation ait toute son efficacité, la condition « *sine
quâ non* » est que l'absorption du virus soit complète, c'est-à-dire
qu'elle détermine des accidents constitutionnels. Je comprends, que
chez celui qui a contracté une syphilis, on laisse l'affection se développer de façon à ce qu'elle soit, pour lui, un préservatif pour l'avenir.

_____

(1) Congrès médical international de Paris. — *Quelques observations sur la Question III,* par le docteur Owre, de Christiania ; page 420.

Mais aller gratifier un individu sain d'une maladie redoutable dans le but de la lui éviter plus tard, me paraît, comme à beaucoup, un procédé injustifiable et sur lequel je laisse à d'autres plus autorisés le soin d'insister.

III. — Les mesures qu'il me reste à examiner se rangent d'autant plus naturellement dans ce dernier groupe que toutes sont d'ordre administratif. Elles ont de plus entre elles cette similitude que, mises à exécution, les unes et les autres peuvent concourir dans des limites plus ou moins étendues à diminuer la propagation des maladies vénériennes.

Les auteurs qui les ont conçues ont tous eu pour point de départ ce principe que, du moment où les femmes seraient seules visitées, tous les efforts pour arrêter les progrès de la syphilis resteraient infructueux et qu'il fallait nécessairement, pour que le résultat fût complet, étendre aux hommes ce droit de visite. C'est ainsi qu'on a proposé :

1° La visite sanitaire de tous les hommes appartenant *à l'armée, à la marine de l'État et aux divers corps d'ouvriers organisés militairement;*

2° Celle des *marins formant les équipages des navires de commerce;*

3° Que toutes personnes, *hommes ou femmes, sur lesquelles la justice met la main, vagabonds, prisonniers, prévenus* fussent également l'objet d'un examen médical lors de leur arrestation, et maintenus à l'infirmerie jusqu'à entière guérison ;

4° Appliquant ces mesures d'une façon plus générale encore, des médecins ont demandé que *les ouvriers civils employés dans les grandes industries* (manufactures, usines, chemins de fer, mines, etc.), *qu'elles appartiennent ou non à l'Etat, fussent visités.*

5° Enfin il en est qui n'ont point hésité à émettre le vœu que *tout individu, lorsqu'il est admis à remplir une fonction civile ou lorsqu'il contracte mariage, soit tenu de fournir un certificat de santé.*

On comprend que ces diverses propositions ne sont pas toutes également réalisables, et voici ce qu'à ce propos j'écrivais en 1867 : « Parmi les mesures hygiéniques qui peuvent être prescrites à l'égard » de la population en général, il n'en est qu'une seule qui me paraisse

» ne devoir soulever aucune objection, et dont les résultats doivent
» certainement être bons, puisqu'elle s'adresse aux hommes qui, dans
» la grande majorité des cas, transmettent les maladies vénériennes ;
» je veux parler de la visite des marins de l'État, des soldats de
» l'armée de terre et de mer et des ouvriers enrégimentés, sans en
» excepter les officiers. (1) »

Rien ne s'oppose non plus à ce que les vagabonds, lorsqu'ils se font
arrêter, et les prisonniers soient soumis à la visite, lors de leur entrée
à la maison d'arrêt.

Les matelots des navires de commerce sont une source non douteuse de très-fréquente transmission de la syphilis, par leur nombre
et par leurs voyages dans le cours desquels ils visitent souvent des
ports où la surveillance de la prostitution est très-négligée, sinon
même nulle. Il est évidemment à souhaiter qu'une décision soit
prise à leur égard. Mais, tout en exprimant ce désir, je me garderai
bien de me prononcer sur le mode d'exécution, cette tâche devant
spécialement incomber aux médecins qui, exerçant dans un port, sont
plus à même de connaître et le caractère des hommes sur lesquels on
veut agir, et les besoins de la navigation.

Quant aux visites des ouvriers travaillant dans les grands établissements industriels ; à celles des personnes employées dans les administrations publiques ; aux certificats à fournir avant le mariage ou dans
toute autre circonstance dans laquelle un homme, accomplissant un
acte civil peut être forcé d'avoir recours à l'autorité, outre que ces
moyens de prophylaxie me paraissent illusoires dans leur emploi, je
crois que dans ce cas, et avec raison, on doit s'y refuser au nom de
la liberté individuelle.

Il est d'ailleurs une voie détournée pour obtenir cette visite des
hommes auxquels on ne peut administrativement l'imposer. Il suffit
qu'avant tout rapport sexuel, les filles publiques prennent soin de
s'assurer de l'état de santé de l'individu avec lequel elles vont avoir
commerce, et, sans en exagérer le résultat, il est toutefois permis
d'espérer qu'il sera très-appréciable. Ce qui me le fait croire, c'est que
parmi les femmes de maison envoyées au dispensaire de Laval, il en

(1) Mon mémoire de 1867, déjà cité ; voir *Recueil des travaux de la Société médicale
d'Indre-et-Loire*, ann. 1868, page 42.

est deux qui, comme j'en ai la preuve, n'auraient pas eu ce voyage à faire si elles eussent pris cette précaution. Je sais cependant que certaines maîtresses de maison de Château-Gontier recommandent à leurs pensionnaires d'en agir ainsi, mais, soit négligence ou parce qu'elles sont moins osées que les prostituées de grandes villes, elles ne suivent que très-rarement cet avis.

Certainement, il serait très-regrettable, je dirai plus : immoral que l'administration en fût réduite à s'ingérer jusque dans ces détails d'organisation intérieure des lieux de tolérance. Mais il est facile d'en assurer indirectement l'exécution ; que l'on frappe d'une amende tout tenant-maison dont une pensionnaire est reconnue malade, ainsi que le conseille le docteur Mougeot, et alors il aura tout intérêt à la conservation de la santé de ses filles, par conséquent à ce que la visite préalable des hommes soit exactement mise en pratique dans son établissement.

Maintenant, du moment où tout homme sur lequel l'État a pouvoir, tels que soldats, marins, ouvriers d'administration et des arsenaux, est visité et que ces visites se font régulièrement et avec tout le soin que le danger de la syphilis réclame ; du moment où l'état sanitaire des prisonniers et vagabonds est également constaté ; du moment surtout où, comme cela ne peut manquer d'arriver en présence du danger que chacun s'accorde à reconnaître, l'autorité aura régularisé les choses à l'égard des marins appartenant au commerce ; si en même temps tous ceux qui seront reconnus malades sont aussitôt séquestrés à l'hôpital jusqu'à guérison assurée, il est certain qu'un grand pas aura été fait parce qu'on ne peut nier que la syphilis ne se propage non moins par ces diverses classes d'individus que par les prostituées.

Les autres hommes, que leur indépendance vis-à-vis l'autorité, soustrait à toute mesure sanitaire, sont loin de constituer une voie de transmission aussi active. Et puis, qui peut douter que, connaissant les graves conséquences des maladies vénériennes, sachant que les secours leur sont largement distribués, ils hésitent un instant à se faire traiter, surtout si l'habitude est prise par les prostituées, en maison ou non, de repousser ceux qui leur paraissent suspects.

Enfin, pour compléter ces dispositions et atteindre encore plus sûrement le but qu'on se proposait, il est des auteurs qui ont demandé qu'on édictât une peine sévère contre ceux qui, *sciemment,* transmettent l'affection dont ils sont atteints. Mais, ainsi que cela a été dit, d'abord la recherche d'une telle paternité est impossible ; ensuite les faits dont on est journellement témoin prouvent la complète inutilité qu'il y aurait à établir légalement une telle responsabilité. En effet, lorsque des plaintes sont portées à la police contre des filles débauchées, dans le plus grand nombre des cas, le médecin-visiteur reconnaît qu'elles sont erronées et le plus souvent elles résultent d'une vengeance. S'agit-il, au contraire, d'un accident survenu à la suite d'une intrigue, coupable sans doute, mais que, par rapport aux précédentes, j'appellerai honnête, quelle est la personne, homme ou femme, qui voudra porter plainte ?

Cette question du mode d'organisation des secours pour les vénériens en général, la plus importante car elle les renferme toutes et que d'elle dépend la prophylaxie des maladies contagieuses dues à la débauche, but suprême des études, si nombreuses, faites depuis un demi-siècle sur la prostitution ; cette question, dis-je, peut se résumer dans les deux propositions suivantes :

1° — Étendre la visite sanitaire à tous les individus, hommes ou femmes, auxquelles l'autorité peut l'imposer sans outrepasser la légalité ;

2° — Assurer la distribution des secours médicaux dans la plus large proportion et faire en sorte que, par les facilités d'admission et les soins excellents dont ils y sont l'objet, les malades, pour être traités, s'adressent de préférence aux hôpitaux, afin de réaliser ainsi leur séquestration, chose indispensable pour rendre le résultat qu'on espère aussi complet que possible.

DEUXIÈME ORDRE.

# MESURES PRÉVENTIVES OU DE CHARITÉ.

———

Avant de faire connaître les moyens de *salut* qui peuvent être mis à la disposition de la jeune fille qui va se perdre, et ceux de *réhabilitation* qui seront offerts à la prostituée, il me faut nécessairement, et pour bien rendre ma pensée, faire un retour en arrière, et, prenant pour bases mes observations précédentes, rechercher les causes qui peuvent entraîner une femme à se livrer à la débauche.

De nos jours, soit au théâtre, soit dans les romans, des littérateurs ont cherché à réhabiliter, sinon même à légitimer la conduite de la courtisane, tranchons le mot, de la fille entretenue, en rendant la société responsable de sa faute. Je n'ai pas à m'arrêter aux raisons alléguées dans ces œuvres qui n'ont de sérieux que le mal qu'elles peuvent produire en intéressant le lecteur au sort d'une héroïne qui n'en est guère digne. Toutefois, dans cette étude des causes de la prostitution, je ne pouvais me dispenser de signaler cette tendance de notre époque vers la justification du vice, preuve irrécusable de notre abaissement moral.

Ceci dit, quelles sont donc celles qu'ont observés les auteurs qui ont traité cette question avec toute l'attention qu'elle comporte?

Parent-Duchatelet, en terminant le chapitre *des Causes premières de la Prostitution,* résume dans le tableau suivant (1) les réponses faites à cet égard par 5183 filles publiques.

| CAUSES DÉTERMINANTES. | |
| --- | --- |
| Excès de la misère, dénûment absolu. . . . . . . . | 1.441 |
| Simples concubines pendant un temps plus ou moins long, ayant perdu leurs amants et ne sachant plus que faire. . | 1.425 |
| Perte des pères et des mères, expulsion de la maison paternelle, abandon complet. . . . . . . . . . . | 1.255 |
| Amenées à Paris et abandonnées par des militaires, des commis, des étudiants et autres personnes . . . . . . . | 404 |
| Domestiques séduites par leurs maîtres et renvoyées par eux. | 289 |
| Venues de province pour se cacher à Paris et y trouver des ressources. . . . . . . . . ; . . . . . . . | 280 |
| Pour soutenir des parents vieux et infirmes. . . . . . | 37 |
| Aînées de famille, n'ayant ni père ni mère pour élever leurs frères et sœurs et quelquefois leurs neveux et nièces. . . | 29 |
| Femmes veuves ou abandonnées, pour élever une famille nombreuse. . . . . . . . . . . . . . . . . . | 23 |
| TOTAL. . . . . . . . . | 5.183 |

On voit d'abord que celles qui ont pu donner un motif acceptable de leur mauvaise conduite sont très-peu nombreuses puisque, parmi 5,183 personnes, 89 seulement, soit 1 sur 58, sont dans ce cas.

Les causes les plus fréquemment constatées sont la misère ou l'éloignement des amants avec lesquels elles vivaient depuis un temps plus ou moins long ; 2,866 filles, c'est-à-dire plus de la moitié, ont mis en avant ce prétexte ; enfin un quart d'entre elles ont invoqué la mort de leurs parents ou leur abandon. Mais il est bon de remarquer immédiatement que si cette cause ne vient qu'en troisième ligne et pour un chiffre relativement peu considérable, quand on s'adresse à l'ensemble des femmes interrogées, au contraire, lorsqu'il ne s'agit que de celles qui sont nées à Paris, elle devient la première et pour un tiers de la totalité (647 sur 1,988).

L'insuffisance du salaire, le manque de travail, la misère par con-

(1) *De la Prostitution dans la ville de Paris,* par Parent-Duchâtelet. 3ᵐᵉ édition annotée. 1857. Tom. Iᵉʳ, page 107.

séquent, et la séduction, puis la paresse, le luxe, la gourmandise, sont
en effet les causes le plus souvent signalées par les auteurs qui ont
écrit depuis Parent-Duchâtelet ; et elles sont toutes très-réelles, mais,
comme je l'établirai plus loin, leur action n'est que secondaire dans
l'extrême majorité des cas.

Il en est une qui les domine toutes, parce qu'elle prépare dès l'âge
le plus tendre le terrain où germeront plus tard les mauvais penchants :
c'est, ainsi que je l'ai montré précédemment, le mauvais exemple des
parents et leur insouciance à l'égard de leurs enfants, si même, à ces
causes déjà trop graves, il ne se joint des conseils immoraux quand
l'âge de les livrer est à peine sonné. Certes, ce rôle de la famille n'a
point été méconnu. Parent-Duchatelet dit (1) : « L'inconduite des
» parents et les mauvais exemples de toute espèce qu'ils donnent à
» leurs enfants doivent être considérés pour beaucoup de filles, et en
» particulier de Paris, comme une des causes premières de leur dé-
» termination. » D'un autre côté, dans le mémoire de M. Potton, de
Lyon, se trouve cette phrase : « Sur le nombre total, plus de 3,484
» de ces malheureuses prostituées n'avaient plus ou point de parents,
» ou bien elles en étaient entièrement séparées. On ne peut donc nier,
» dans ces cas, l'influence pernicieuse exercée par le manque ou l'é-
» loignement de la famille : les preuves sont péremptoires (2). »
Selon moi, tout en le signalant, ces auteurs n'ont pas assez insisté
sur ce fait qui est d'une importance majeure, et, en leur donnant un
rang prééminent, ils ont laissé la part trop grande aux autres causes
qui, probablement, seraient restées souvent inefficaces si elles
n'eussent été favorisées par cette circonstance première.

M. J. Simon, dans son livre intitulé *L'Ouvrière*, a parfaitement déterminé cette action puissamment mauvaise de la famille sur le
développement du libertinage. Après avoir énuméré les dangers in-
surmontables auxquels est fatalement exposée la jeune fille qui
travaille dans les manufactures, il dit : « Les jeunes ouvrières qui
» ne retrouvent le soir qu'un père abruti par l'ivresse, une mère sans

---

(1) *De la Prostitution dans la ville de Paris*, par Parent-Duchatelet ; 3me édit. annotée,
1857, t. I, p. 102.

(2) *Histoire statistique et médicale de la Prostitution dans la ville de Lyon*, par le
docteur Potton. In. Parent-Duchâtelet. 3me édition annotée; 1857. Tom. II, page 447.

» conduite et sans principes, ont-elles une chance, une seule d'é-
» chapper à la corruption ? Loin de surveiller leurs filles et de leur
» enseigner les lois de l'honnêteté, il y a des mères qui leur con-
» seillent de chercher un amant parce qu'elles espèrent tirer de là,
» pour elles-mêmes, quelque honteux profit. Si l'affaire tarde trop, on
» leur fait des reproches : — Tu ne feras donc rien pour les tiens ? »
Et plus loin « La pauvre fille qui n'a jamais entendu parler du
» devoir, qui est entourée de mauvais exemples, que ses com-
» pagnes d'atelier raillent impitoyablement jusqu'à ce qu'elle ait
» trouvé un amant comme les autres, ne se défend pas et croit à peine
» mal faire (2). »

Il ne me reste rien à ajouter à ce pénible tableau, et ce sont bien
là les tristes conditions d'existence que, le plus souvent, la jeune fille
pauvre trouve, dès ses premières années, au sein de sa famille.
Veut-on maintenant la preuve que ces fâcheuses impressions reçues
par l'enfant, de la part de ses parents, sont réellement la cause première de toute la vie de déshonneur qui l'attend plus tard ? Il suffit
pour cela d'interroger les faits que j'ai recueillis et de les comparer
avec ceux sur lesquels les auteurs ont fondé leur opinion.

Selon ceux-ci, la *séduction,* mais surtout le *défaut de travail* et la
*misère, suite inévitable de salaires insuffisants,* telles seraient les causes
les plus actives de la prostitution.

Si, pour établir ma statistique à ce sujet, je m'étais contenté des
réponses faites au bureau de police ou même obtenues directement
des filles que j'ai interrogées, et sans chercher à les contrôler par les
autres actes de leur existence, nul doute que je ne fusse arrivé aux
mêmes conclusions. En effet, d'après le premier interrogatoire subi à
la police, voici comment se classent les 51 femmes dont j'ai pu compléter ensuite l'observation.

A ces deux questions :

— Quels sont les motifs qui vous ont déterminée à vous faire
enregistrer ? et

(2) *L'Ouvrière*, par M. Jules Simon. 1864 ; pages 145 et 146.

— Pourquoi avez-vous cessé de vivre de votre travail ?

20 ont répondu : *pour faire la noce ;*

20     »     *que le travail leur manquait* ou *que le salaire était insuffisant ;*

4     »     *qu'elles ne voulaient plus travailler ;*

2 ont avoué *qu'elles n'avaient jamais travaillé ;*

2 ont dit *avoir été séduites ;*

1 a dit *qu'elle s'était brouillée avec l'amant qui l'entretenait ;*

1   »   *qu'elle avait été entraînée par de mauvais conseils ;*

1 enfin (n° 379, 21<sup>me</sup> des observ.) est restée domestique et non fille publique dans la maison de tolérance où elle était venue chercher asile.

—

51

Je ferai d'abord remarquer que la première de ces réponses, *pour faire la noce,* qui, si on consulte les observations restées incomplètes, se retrouve dans les deux tiers des cas, semble s'être transmise de l'une à l'autre, et elle est évidemment dictée par le désir de ne pas être sincère en ce qui concerne les questions posées.

D'autre part, *la séduction* prise dans son véritable sens, c'est-à-dire la jeune fille encore vierge, étant débauchée par un individu qui l'abandonne après l'avoir trompée, n'a point l'importance qu'on a voulu lui donner, puisque deux filles seulement ont eu recours à cette excuse ; et encore, si on pénètre plus intimement dans le secret de leur existence, il faut alors reconnaître que, même en admettant qu'elles aient eu le malheur d'être séduites, la véritable cause de leur vie débauchée n'est pas là, car l'une et l'autre prétendent appartenir à d'honnêtes parents qui, disent-elles, leur auraient promptement pardonné et près desquels elles eussent trouvé toutes facilités pour vivre honnêtement.

Enfin, conformément à ce qu'ont écrit les auteurs, je trouverais, comme étant la cause la plus fréquente de prostitution, le *manque de travail* et l'*insuffisance du salaire*. Si j'en crois, en effet, les réponses obtenues en premier lieu, les 2/3<sup>mes</sup> des filles auraient été contraintes à l'inscription par cette circonstance. Mais, portant plus loin mes investigations, je réduis aussitôt ces allégations à leur juste valeur ; j'ai montré précédemment ce qu'il fallait croire sous ce rapport. Les filles qui,

9

sans en excepter une seule, ont toutes dit avoir une profession, ou n'en avaient pas, ou n'ont jamais travaillé, ou ont de très-bonne heure cessé tout travail parce qu'elles préféraient demander à la débauche leurs moyens d'existence, bien que plus de la moitié d'entre elles (13 sur 23) eussent un salaire suffisamment rémunérateur. Inutile de revenir sur ce point, mais ceci fait forcément naître la question de l'*Organisation du travail dans notre arrondissement et des ressources que les femmes peuvent en attendre.*

A Château-Gontier ou dans ses environs, il n'existe aucune grande industrie à laquelle les femmes puissent être employées. Les travaux d'aiguille ou la domesticité, soit à la ville, soit à la campagne, sont leur unique partage ; par conséquent, point de ces vastes ateliers où, le travail s'accomplissant en commun, la jeune ouvrière se trouve exposée à des dangers que M. Jules Simon a fait ressortir avec le plus grand soin. Par les exemples qu'elle a sous les yeux, par les conseils pernicieux qu'elle y reçoit, par les encouragements de toute sorte qui la poussent vers le vice, par les railleries dont elle est l'objet, il est impossible que tôt ou tard elle ne succombe pas, eût-elle reçu les meilleurs principes. Ici, rien de pareil ; c'est pour ainsi dire au milieu des siens que la jeune fille exerce sa profession ; elle n'est en aucune façon privée de la vie de famille à laquelle l'éminent auteur, que je citais il y a un instant, attribue à juste titre une si heureuse influence. Si elle s'adonne au libertinage, elle ne le devra donc qu'à elle-même ou à ceux, parents ou maîtres, aux soins desquels elle est confiée. C'est là un fait dont l'importance ne saurait être méconnue et qui ne doit pas être perdu de vue.

Les travaux auxquels une femme peut, dans notre pays, demander son existence sont, comme on le voit, bien restreints ; mais encore lui suffiront-ils pour vivre honnêtement ? Si elle entre en condition, la réponse n'est pas douteuse ; en ville, les servantes reçoivent en moyenne 150 à 200 francs de gages ; à la campagne, le chiffre est encore plus élevé et il atteint 300 fr. Elles peuvent donc non-seulement parer à leurs besoins, mais, quand elles sont économes, il leur est permis d'assurer l'avenir. Pour les ouvrières il n'en est plus de même. Le prix moyen de la journée est de 0,50 centimes et nourries ;

il est certain que, livrées à leurs propres ressources, ce salaire leur est complétement insuffisant.

Mais sont-ce là les conditions dans lesquelles elles travaillent ordinairement, et est-ce bien à la misère qu'engendre nécessairement un travail aussi peu rémunérateur qu'on doit attribuer la débauche?

D'abord, et il est entendu qu'il ne s'agit ici que de ce qui existe communément et non de quelques exceptions qui malheureusement se rencontrent; d'abord, dis-je, l'ouvrière qui, le matin, se rend à sa journée, le soir rentre ou chez ses parents si elle est jeune fille, à moins qu'elle ne demeure chez sa maîtresse, ce qui est excessivement rare, ou à son ménage si elle est mariée. Donc, en toutes circonstances, à son retour elle est assurée de trouver le strict nécessaire et, si minime qu'il soit, son pécule est un appoint apporté pour aider à la vie commune rendue possible par le salaire plus élevé du père ou du mari. Conséquemment, il ne faut pas rejeter sur l'insuffisance du salaire la vie de débauche à laquelle les jeunes filles se laissent trop fréquemment entraîner aujourd'hui, et je le prouverais facilement s'il m'était loisible de citer des exemples d'ouvrières restées vertueuses au milieu des plus grandes détresses. J'ai même été témoin de faits bien plus probants encore puisqu'il s'agissait de personnes qui avaient failli, dont la faute avait eu des conséquences malheureuses et l'existence d'une syphilis est la plus grave que je connaisse. Cependant, ayant de bons parents, élevées dans des sentiments moraux qu'elles avaient pu oublier un instant, mais non abandonner complétement, elles surent cacher leur malheur et le réparer par une vie à l'abri de tout reproche.

D'ailleurs, et je vais ainsi répondre à la seconde partie de la question que je me suis posée, *est-ce bien la misère qui pousse la femme au libertinage?* Pour se convaincre du contraire, il n'y a qu'à interroger les observations que j'ai recueillies à propos de la prostitution clandestine. Effectivement, d'après elles, j'ai pu établir que, sur 13 filles, 10 seulement avaient une profession, parmi lesquelles 5 ont cessé tout travail avant 16 ans, 2 avant 18 ans; que la plupart d'entre elles se livraient à la débauche étant encore chez leurs parents et que ceux-ci fermaient les yeux sur la mauvaise conduite de leurs enfants quand ils ne la favorisaient pas. Ces faits sont d'autant plus précieux qu'ils ne peuvent être recusés s'étant passés devant moi, et ils viennent confirmer outre mesure ce que déjà m'avaient appris les observations dues aux filles de maison, à savoir :

Que *la séduction, l'insuffisance du salaire* ou *le manque de travail ne sont point les causes réelles* qui les ont poussées dans la voie du déshonneur ;

Que quand elles ont fait valoir ces motifs avec une apparence de vérité, — et, ainsi qu'on l'a vu, c'était dans des cas d'une rareté exceptionnelle, — il y avait *une cause première* qu'on retrouve toujours et sans laquelle ceux-ci fussent le plus souvent restés impuissants : c'est *l'absence de la vie de famille* ou, pour parler plus exactement, c'est *la famille qui leur a fait défaut,* non parce que les exigences du travail tiennent les pères et mères éloignés de leurs enfants, comme cela arrive dans les villes de fabriques, mais l'amour de la famille, le sentiment du devoir sont tellement émoussés chez certains parents, qu'on serait tenté de croire qu'ils n'existent plus.

Dans les ménages pauvres, c'est-à-dire dans ceux — malheureusement trop nombreux — dont les enfants ont une mauvaise conduite, à peine ces pauvres petits êtres sont-ils en état de comprendre ce qui se passe autour d'eux que tout concourt à leur ravir leur innocence. Le père souvent ivre, la mère sans aucune retenue, ne ménagent devant eux ni les paroles ni les actes. Ils sont, dès leur plus bas âge, laissés à l'abandon, et, quand la mère les porte à la crèche, c'est bien plus pour s'en débarrasser que pour pouvoir, par son travail, venir en aide aux besoins communs. Plus tard, quand l'heure de les mettre à l'école est venue, on les y envoie parce que c'est encore un moyen de ne pas les avoir près de soi et qu'on y est pour ainsi dire forcé pour qu'ils accomplissent leurs premiers devoirs religieux ; mais on s'inquiète fort peu de savoir s'ils apprennent, si même ils y vont, et souvent ils sont à vagabonder à travers la campagne, où ils prennent entre eux les plus funestes habitudes. Enfin douze ans ont sonné, les communions sont faites, et si j'entre dans ce détail, c'est qu'elles marquent l'époque à laquelle les parents retirent leurs enfants de l'école pour les mettre en apprentissage. De ce jour commencent, pour les jeunes filles, les véritables dangers de la vie, et elles n'ont rien pour les protéger. Dans le milieu où elles ont vécu jusqu'à cet âge, elles n'ont eu que la misère en partage. Leur mère ne s'est jamais occupée d'elles ; leur père n'a jamais cherché à rendre meilleures les conditions d'existence de sa famille ; toujours il a sacrifié la plus grande partie de son salaire au besoin de satisfaire ses passions, comptant sur les secours des sociétés de charité pour ne pas mourir de faim lui et les siens. Les quelques sentiments honnêtes qu'elles peuvent avoir reçus à l'école ou de la part des ministres de la religion ont été promptement étouffés dans ce foyer d'inconduite. Est-il donc possible qu'elles puissent résister aux tentations qui se dressent, sous toutes formes, devant elles ? Alors il ne faut plus être surpris de l'âge auquel la plupart des prostituées ont été déflorées (1), ni de ce que cet acte n'a pas eu pour excuse un véritable amour. Le plus ordinairement elles ont cessé d'être vertueuses pour un objet de toilette et surtout dans l'espoir de ne plus travailler.

Le témoignage des faits observés à la campagne semble montrer que cette explication est loin d'être dénuée de vérité. Pour que ceux-ci aient toute leur valeur, j'ai dû d'abord établir que la progression des mauvaises mœurs dans les communes rurales existait tout autant qu'à la ville, et voulant ne rien laisser aux incertitudes d'un *on dit,* j'ai cherché à justifier l'opinion publique par des chiffres. Les naissances illégitimes pouvaient seules me donner ce renseignement, et quoiqu'il y eût à craindre que, par des causes facilement compréhensibles, le résultat obtenu ne donnât pas la mesure exacte de ce que je voulais savoir, j'ai relevé cette statistique depuis 1834, et je la résume dans le tableau suivant :

| PÉRIODES. | NAISSANCES légitimes. | NAISSANCES illégitimes. | PROPORTION des naissances légitimes par rapport aux naissances illégitimes. |
|---|---|---|---|
| 1re période. { 1834 à 1844 | 2.876 | 88 | 1 illégitime sur 32.7 légitimes. |
| 2me période. { 1859 à 1869 | 2.804 | 108 | 1 illégitime sur 26 légitimes. |

(1) *Prostituées de maison :* 27 sur 51 déflorées avant 15 ans.
*Prostituées clandestines :* 8 sur 10    id.        id.

Ainsi, dans ces dix dernières années, le chiffre des naissances illégitimes s'est notablement augmenté, et encore faut-il tenir compte
que toutes ne sont pas connues, car, bien plus qu'autrefois, grâce
aux moyens de transport plus faciles, nombre de filles vont dissimuler
leur faute dans les grandes villes voisines.

L'accroissement du libertinage dans les campagnes est donc un
fait acquis ; et peut-il en être autrement quand garçons et filles
travaillent journellement ensemble au milieu des champs, souvent
dans le plus complet isolement ; quand surtout les maîtres, exclusivement préoccupés de leurs intérêts, n'apportent plus cette surveillance
qu'ils regardaient jadis comme une obligation imposée par la conscience (1). Mais cet état des mœurs présente des caractères spéciaux
qui, comme je le disais, le différencient essentiellement de ce qui se
passe en ville, tant dans ses causes que dans ses conséquences. Là,
lorsqu'une fille oublie ses devoirs, ce n'est plus dans un but lucratif ;
elle accorde ses faveurs parce qu'elle aime celui qu'elle en croit digne,
et, si ce moment d'erreur lui est fatal, tantôt elle dépose aux hospices
l'enfant auquel elle a donné le jour, prenant souvent ses dispositions
pour le reconnaître plus tard, d'autres fois sa famille veut bien s'en
charger, mais quoi qu'il arrive et quand bien même elle se trouverait
dans l'abandon le plus grand, délaissée de son amant et des siens,
c'est au travail et non à la débauche qu'elle demande les secours dont
elle a besoin. Par conséquent, — et c'est là le point important du moment où il me permet de justifier les causes premières auxquelles
j'attribue le développement de la prostitution, — contrairement à ce
qu'on observe en ville, dans les campagnes la séduction a la plus
grande part dans la production de la mauvaise conduite des femmes ;
mais si funestes que soient pour elles les suites de leur faute, jamais
jusqu'à ce jour elles ne les ont entraînées à se prostituer. Sans doute
on y rencontre des femmes de mœurs faciles, mais ce ne sont point

---

(1) Un vénérable curé de campagne, aujourd'hui défunt, M. R......, curé de Laigné, un
jour que nous nous entretenions de cet état des mœurs, me disait : Mieux que personne
nous sommes à même de constater d'une manière certaine que, dans nos campagnes,
l'immoralité a beaucoup grandi, c'est-à-dire que les relations entre garçons et filles sont
beaucoup plus fréquentes qu'autrefois, celles-ci ayant moins de retenue, et ils connaissent
parfaitement les moyens de dissimuler leur faute. Par contre, nous sommes moins souvent
appelés à connaître des actes de bestialité (onanisme).

des prostituées dans l'acception même du mot, puisqu'elles ne se livrent pas au premier venu et surtout qu'elles ne se procurent pas ainsi leurs moyens d'existence.

Tous ces faits viennent donc confirmer l'opinion que j'ai émise précédemment, et il en ressort incontestablement que les causes invoquées par les auteurs : séduction, insuffisance de salaire, manque de travail, etc., n'ont qu'une action exceptionnelle et en tout cas secondaire ; que la prostitution est le plus ordinairement le résultat d'un ensemble de circonstances qui prennent l'enfant pour ainsi dire dès le berceau, et qu'on peut résumer par ces mots : *Absence de tous soins de la part de la famille.*

Maintenant, comment se fait-il que la vie de famille, le plus précieux de tous les bonheurs, soit aujourd'hui presque anéantie ; que le père n'a plus pour sa femme et pour ses enfants cet amour qui l'encourageait dans son travail et le portait à leur rendre la vie plus douce par son économie ; que la mère a cessé d'être, par sa surveillance et par ses exemples, la gardienne de l'honneur de sa fille ; d'où vient-il que, loin de réprimer sa mauvaise conduite, ils la favorisent par leur négligence quand ils ne la provoquent pas par leurs conseils ?

M. Jules Simon, dans son livre *l'Ouvrière,* après avoir dépeint la misère physique et morale qui règne dans les ménages ouvriers au sein des villes manufacturières, en accuse la *suppression de la vie de famille,* et si cette vie de famille n'existe plus cela tient, selon lui, à ce que la mère, éloignée du foyer domestique par les douze ou quatorze heures qu'elle passe à la fabrique, ne peut s'occuper ni de ses enfants, qui la connaissent à peine, ni de son mari, auquel elle ne peut pas même apprêter les repas. Vivant ainsi séparés les uns des autres, tous ces membres d'une même famille se deviennent bientôt étrangers et n'ont point entre eux cette profonde affection qui est la base même de la famille. Souvent le père en arrive à oublier tous ses devoirs, et ce tableau, tracé par l'auteur à la page 7 de sa Préface, est tristement vrai : « Les salaires actuels, employés avec intelligence » et surtout avec probité, suffisent à la rigueur pour assurer le néces- » saire à une famille toutes les fois qu'elle n'est pas atteinte par la » maladie ou la crise. Chose terrible ! le pain manque plus souvent

» dans les ménages d'ouvriers par la faute du père que par la faute de
» l'industrie. Dans la seule journée du lundi, le cabaret absorbe le
» quart de l'argent gagné dans la semaine, peut-être la moitié, et les
» ouvriers les mieux payés, qui pourraient vivre à l'aise et faire vivre
» honorablement leur famille, sont, presque partout, les plus adonnés
» à l'ivrognerie. »

Oui, tout cela est l'exacte vérité, et, comme on le voit, mes recherches, entreprises dans un tout autre but, m'ont conduit à cette
même conclusion : QUE CETTE DÉMORALISATION PROFONDE QUI, EN CE
MOMENT, PRÉCIPITE A GRANDS PAS NOTRE SOCIÉTÉ VERS SA RUINE, EST
DUE A LA SUPPRESSION DE LA VIE DE FAMILLE.

Mais ce mal lui-même a-t-il réellement pour cause unique celle
qu'indique M. Jules Simon ? Il est possible que, s'occupant spécialement de la classe ouvrière des grands centres manufacturiers, celle-là
seule lui soit apparue. Alors comment se fait-il que le même mal existe
dans nos petites villes et même dans nos campagnes, où rien ne vient
enlever la mère de famille aux soins de son ménage ? Depuis une
vingtaine d'années les salaires ont presque doublé, les œuvres de
charité se sont multipliées, l'assistance est partout extrême, et cependant la misère est plus que jamais extrême aussi. C'est qu'ici comme
ailleurs le cabaret absorbe en grande partie le gain de la semaine, et
le mari, oubliant femme et enfants, comptant en outre, ainsi que je
le disais précédemment, sur les sociétés de charité pour les faire vivre,
ne songe qu'à satisfaire ses goûts de débauche, s'inquiétant du reste
fort peu de la conduite qu'ont sa femme et ses enfants. Est-il donc
possible que la vie de famille ne disparaisse pas au milieu de tels
désordres ?

Je n'hésite pas à le dire, la véritable cause de ce mal, dont les conséquences sociales sont incalculables, est uniquement *dans l'affaiblis-
sement des croyances religieuses et l'abandon des principes de morale
qu'on y puise.* Pour tout esprit impartial et à moins d'idées préconçues, il est impossible d'en invoquer une autre ; elle se retrouve
partout, et seule elle peut expliquer les faits dont nous sommes aujourd'hui témoins. A la rigueur on peut concevoir que, si telle est
leur manière de penser, ils vivent dans l'irréligion ceux dont le sens
moral s'est perfectionné par une bonne éducation. Mais, dans notre

siècle, où la satisfaction des jouissances matérielles est érigée en principe dans un grand nombre d'écrits destinés surtout aux populations ouvrières, quel sera désormais leur guide puisqu'ils n'ont pas encore ce degré d'instruction qui peut faire comprendre à l'homme sa propre dignité, et que les croyances religieuses qui les élevaient au-dessus de la brute leur sont ravies. Les conséquences doivent être infailliblement celles qui tendent actuellement à se généraliser. Pour toutes raisons je ne m'arrêterai pas plus longtemps à ces considérations ; cette simple question doit, il me semble, suffire : Est-il possible de contester la vérité de cette cause? Est-il surtout possible de donner une autre explication de la désorganisation sociale si menaçante de nos jours? (1).

Les causes de la prostitution étant exactement déterminées, il m'est à présent facile d'exposer, tels que je les conçois, ce que j'appelle *les moyens de traitement*.

Ainsi que je l'ai dit en commençant ce paragraphe, suivant le but qu'on se propose, les mesures à prendre sont de deux sortes : ou on cherche à soustraire la jeune fille aux dangers qui l'environnent, ou on espère, en lui offrant des moyens honnêtes d'existence, lui rendre de nouveau possible l'accès de la société qu'elle s'était fermé par sa honteuse conduite. Il y a donc les *Mesures préventives* proprement dites et les *Mesures de réhabilitation*. Les unes comme les autres ne peuvent être que l'œuvre de la charité.

Quels que soient les moyens créés par la philanthropie pour prévenir le libertinage chez les jeunes filles, il n'en est aucun qui puisse, par son efficacité, rivaliser avec *la vie de famille*. Tous les efforts doivent donc, avant tout, tendre à faire revivre les vertus du foyer domestique. Ce serait outrepasser le rôle assigné au médecin dans cette

(1) Lorsqu'au mois de juillet 1870 j'écrivais ces lignes, j'étais loin de m'attendre que les événements viendraient si promptement et d'une façon si malheureuse justifier ces appréciations que m'avaient inspirées mes recherches sur la prostitution. Bien que reposant sur des faits incontestables, elles pouvaient encore laisser un doute qui maintenant n'est plus permis après les terribles enseignements que nous laisse la crise sociale qui vient de se dérouler à Paris. En effet, avant ces événements, pouvait-on croire à une démoralisation publique aussi profonde et à un danger aussi imminent pour la société?

question, si je cherchais à indiquer comment on peut espérer y parvenir. Ce sujet appartient spécialement aux moralistes, et des hommes éminents de notre époque, notamment M. Jules Simon (1), s'y sont consacrés avec un zèle qu'on ne saurait jamais trop louer. Mais comme, dans les choses humaines, on ne peut prétendre à une perfection telle qu'il n'y ait plus de mauvais parents, il est nécessaire que la charité vienne, par des œuvres bien comprises, au secours des pauvres enfants auxquels la famille fait défaut, si même elle ne les précipite dans l'abîme.

Le moyen moralisateur par excellence est tout d'abord *l'instruction*. La proportion dans laquelle le budget de ce ministère s'est augmenté depuis 1830, tout autant que les discussions législatives de ces dernières années, prouvent que non-seulement cette vérité n'est plus contestée, mais aussi l'urgence des réformes à faire sur ce point. Donc distribuer largement l'instruction et *la rendre gratuite pour ceux qui ne peuvent payer,* telles sont les conséquences nécessaires de ce qui précède.

Sous ce rapport notre département est certainement bien partagé, et pour ne parler que du canton de Château-Gontier, la ville compte deux écoles de garçons, l'une municipale, l'autre des Frères, et deux écoles de filles tenues par des religieuses; dans chacune d'elles les enfants pauvres sont reçus gratuitement. L'hiver, les Frères et le Directeur de l'école municipale ouvrent des cours d'adultes. Les communes rurales, au nombre de 14, ont également toutes leurs écoles de garçons et de filles, sauf deux trop peu importantes pour pouvoir s'imposer cette dépense, et où les deux sexes sont réunis sous la direction d'une institutrice; partout ailleurs ce sont des Sœurs. Enfin, dans une commune voisine de la ville, le maire a, depuis quelques années, établi l'instruction gratuite dans les deux écoles communales de filles et de garçons, ce qui n'empêche pas que, de leur côté, les Sœurs, qui dirigent également une maison d'éducation, y admettent sans rétribution les enfants indigents. C'est au reste ce qui se fait généralement dans les autres communes; tantôt ces dames prennent,

(1) *L'Ouvrière,* par M. Jules Simon ; 1864. — Voir : LE SALUT PAR LA FAMILLE, p. 301.

sans aucune exception, les enfants dont les parents ne peuvent payer, tantôt elles n'en acceptent qu'un par maison.

Quant au résultat acquis, il n'est qu'un moyen qui, bien qu'insuffisant, puisse le faire connaître. Les signatures données à la mairie par les époux, lors de leur mariage, permettent d'établir que, de 1858 à 1870, *le chiffre de ceux qui savent signer a presque* DOUBLÉ A LA CAMPAGNE, *tandis qu'*EN VILLE IL EST RESTÉ A PEU PRÈS STATIONNAIRE. En outre, A LA CAMPAGNE *il y aurait eu* PLUS DE PROGRÈS DE LA PART DES FEMMES *que des hommes pour savoir écrire ; en ville ce serait le* CONTRAIRE (1).

Certainement on doit se féliciter de cette tendance, de plus en plus répandue, que montrent les parents à envoyer leurs enfants à l'école, mais qu'on est encore loin du but qu'on se propose d'obtenir par l'instruction ! Il ne suffit pas, en effet, de savoir plus ou moins *incorrectement* lire et écrire, et, à moins d'exceptions, l'instruction actuelle, dans les classes ouvrières et surtout dans les campagnes, ne va pas au-delà. Souvent même, parmi ceux qui ont signé, il en est beaucoup qui savent tracer leur nom tout en ne connaissant même pas leurs lettres. Cette ignorance, malgré de nombreuses écoles et la facilité

| (1) | **VILLE.** | | | | |
|---|---|---|---|---|---|
| ANNÉES. | NOMBRE de Mariages. | SAVENT SIGNER: | | PROPORTION PAR RAPPORT AUX MARIAGES: | |
| | | Hommes | Femmes | Hommes. | Femmes. |
| 1858 | 60 | 38 | 35 | 1 sait signer sur 1.6 | 1 sait signer sur 1.7 |
| 1869 | 41 | 32 | 32 | 1 » » sur 1.3 | 1 » » sur 1.3 |
| Période de 1858 à 1870 | 546 | 390 | 349 | 1 » » sur 1.4 | 1 » » sur 1.5 |

| | **CAMPAGNE.** | | | | |
|---|---|---|---|---|---|
| ANNÉES. | NOMBRE de Mariages. | SAVENT SIGNER: | | PROPORTION PAR RAPPORT AUX MARIAGES: | |
| | | Hommes | Femmes | Hommes. | Femmes. |
| 1858 | 131 | 53 | 47 | 1 sait signer sur 2.5 | 1 sait signer sur 2.7 |
| 1869 | 129 | 82 | 84 | 1 » » sur 1.6 | 1 » » sur 1.5 |
| Période de 1858 à 1870 | 1.321 | 656 | 694 | 1 » » sur 2.0 | 1 » » sur 1.9 |

avec laquelle on y est admis, n'a rien de surprenant, car non-seulement les parents et même les instituteurs n'apportent pas une sévérité
assez grande pour forcer les enfants à suivre exactement les classes,
mais trop souvent, dans les campagnes, lorsque la belle saison est
arrivée, on cesse de les y envoyer parce que déjà ils peuvent rendre
quelques services dans les travaux de la ferme. Puis arrivent 12 ans,
et alors on les retire complétement, sans s'inquiéter du degré d'instruction qu'ils ont acquis. Dans ces conditions, le développement de
l'intelligence reste bien imparfait et on constate avec peine que, pour
un grand nombre, le peu qu'ils ont appris leur est parfois plus préjudiciable qu'une entière ignorance, ne sachant pas le plus ordinairement discerner le bien du mal dans les livres qui tombent entre leurs
mains.

Pour ce qui est de l'instruction religieuse et morale, elle est celle
que le catéchisme donne, et rien de plus. Aussi, à notre époque de
scepticisme, combien sont fragiles ces principes qui n'ont que la foi
pour appui et avec quelle facilité ils sont détruits, surtout si, dès l'enfance, les mauvais exemples des parents les ont déjà combattus.
L'étude que j'ai faite précédemment des causes de la prostitution en
dit assez pour qu'il me soit nécessaire d'insister plus longuement sur
ce point.

Quelque puissante que soit une sage instruction pour préparer
l'avenir moral des individus, hommes ou femmes, qui la reçoivent, il
est certain qu'il est dans la vie de la jeune fille des circonstances malheureuses qu'il faut savoir prévenir parce qu'il est à craindre qu'elles
ne deviennent un écueil contre lequel, dans un instant de découragement, sa vertu peut succomber. Ce sont précisément les pays où la
prostitution n'est de la part du gouvernement l'objet d'aucune attention qui, sous ce rapport, donnent les exemples les plus dignes d'être
suivis.

En Angleterre, des hommes charitables se sont émus des dangers
auxquels la nation se trouve exposée par suite de l'accroissement du
libertinage et surtout de la forme que lui imprime l'absence de toute
mesure répressive, et l'initiative privée a su créer des associations qui

toutes, d'une manière ou d'une autre, se proposent de soustraire les jeunes filles aux causes de débauche qui les menacent. C'est ainsi qu'en 1802 fut fondée une première *Société pour la suppression du vice* (The Society for the suppression of vice) ; dans son origine elle n'avait en vue que d'empêcher le commerce des livres et des images obscènes, mais plus tard, et par suite des succès obtenus, elle étendit son action et s'attaqua aux diseurs de bonne aventure qui, par le fait, ne sont que des proxenètes de la pire espèce, et même aux chefs de maisons publiques. Une seconde Société fut instituée à Londres, en 1835, dans le but *de protéger les jeunes filles et de prévenir la prostitution des mineures* (The London Society for the protection of young females and prevention of juvenile prostitution). Enfin, en 1844, une nouvelle association se forma dans l'intention spéciale *de fournir du travail aux jeunes ouvrières* et de les sauver ainsi de la misère (Distressed needlewomen Society).

A Rome ce n'est plus, comme en Angleterre, le danger social qui a mis en éveil la charité publique. La doctrine du Christ a tout inspiré et, selon les paroles du docteur Félix Jacquot, auquel j'emprunte ces renseignements, « dans cette voie de prévoyance, de moralisation et » de secours, Rome a précédé les autres peuples, et telles sont ses » institutions relativement à sa population et à ses finances que la » capitale de la chrétienté marche encore en première ligne, et, non » contente de prêcher la charité, en donne aussi un éclatant et perpé- » tuel exemple (1). »

Les fondations pieuses instituées à Rome pour venir en aide aux malheureux en général, et particulièrement aux femmes, sont organisées avec une telle sollicitude qu'il est facile de reconnaître qu'elles ne sont pas nées d'un intérêt purement humain. En effet, de sa naissance à sa mort, la femme, quel que soit son âge, trouve toujours un asile protecteur contre l'abandon, la misère et la débauche.

Est-elle enfant illégitime ? Elle est déposée à la *Pia Casa degli esposti in Santo Spirito,* et, quand la première enfance est passée, le *Conservatorio per le bastarde* lui ouvre ses portes.

---

(1) *De la Prostitution dans la ville de Rome,* par le docteur Félix Jacquot. In Parent-Duchâtelet, 3ᵐᵉ édition annotée, 1857 ; tome II, p. 862 et suiv.

Il existe en outre sous ce même nom de *Conservatorii* divers établissements, au nombre de dix-sept, où sont reçues, à partir de sept ans, les petites filles orphelines, abandonnées de leurs parents ou nécessiteuses ; elles en sortent généralement depuis l'âge de onze ans, mais elles peuvent y rester au-delà de vingt ans, et même un certain nombre y passent leur vie.

La *Pia Casa di carità per la famiulle pericolanti* (la pieuse Maison de charité pour la jeune fille en péril) est, comme son nom l'indique, une communauté où on admet, de douze à dix-huit ans, les jeunes filles orphelines, ou portées d'elles-mêmes au mal, ou *mal surveillées par leurs parents*

On trouve encore, sous le nom générique de *Ospizii e case di ricovero,* plusieurs établissements destinés à donner aux individus qui n'ont point où coucher un lit garni de draps pour la nuit et la soupe le matin. Les femmes sont reçues à *San Luigi Gonzaga ;* elles ne restent donc plus exposées à céder aux propositions qui peuvent leur être faites quand, le soir, elles se trouvent sans asile.

Enfin, il est de pieuses maisons où les femmes malheureuses en ménage *(mal maritate)* et les veuves trouvent un réfuge.

Non content de multiplier ainsi les œuvres charitables destinées à prévenir la débauche, le gouvernement pontifical, se souvenant que le Divin Maître avait également pardonné à la Magdeleine, ne s'est pas montré moins généreux envers les malheureuses qui ont failli.

On reçoit à l'*Archi-hôpital Saint-Roch* toutes les femmes enceintes, sans s'inquiéter si elles sont mariées ou non. Elles y sont assurées du secret le plus absolu, et même les filles appartenant à la classe aisée peuvent y venir cacher leur faute moyennant 3 scudi (16 fr. 20) par mois.

Les vénériennes sont traitées à l'hôpital *San Giacomo in Augustà*, et, quand elles sont guéries, on les envoie aux maisons de repenties de *Sainte-Croix* et de *Lorette ;* bien qu'elles puissent en sortir quand elles le veulent, il en est peu qui usent de cette liberté pour retourner à la prostitution.

De plus il y a le *Bon-Pasteur,* où, après avoir satisfait à l'enquête sévère qui est faite à cet égard, les familles peuvent faire renfermer ceux de leurs membres dont la conduite est répréhensible. On y reçoit également les filles de mauvaise vie qui s'y présentent volontairement.

La doctrine évangélique pouvait seule rendre la charité plus prévoyante encore. A Rome, on ne s'est pas borné à ces institutions si nombreuses créées en faveur des filles que la misère ou l'abandon peuvent porter au libertinage. Du jour où elles doivent quitter les *conservatorii,* ou *on les place comme domestiques* dans des maisons dont la moralité est assurée, ou *elles entrent au couvent,* ou enfin *elles se marient,* et, pour faciliter cette union, il est une fondation charitable qui a pu réaliser un capital tel que ses revenus suffisent à fournir annuellement à onze cents filles qui se marient ou entrent en religion une dot de 100 scudi (540 fr.), et, dans certaines années où les mariages sont moins fréquents, cette somme a pu être portée jusqu'à 600 scudi (3,240 fr.).

Quel est donc, parmi les pays les plus civilisés, celui qui fournisse de semblables exemples? Partout on trouve des couvents de repenties dont le but est la réparation. « Il appartenait au gouvernement chré» tien par excellence de pousser plus loin la sollicitude et de prévenir » le mal en couvrant de son aile *les jeunes filles en péril* (1). »

Ce qui doit surprendre, c'est qu'en France et dans les divers Etats de l'Europe, sauf l'Angleterre et Rome, bien que la prostitution y ait été l'objet de l'attention des gouvernements puisqu'elle y est réglementée, il n'y a rien de semblable, et tout se réduit à des maisons de correction dans lesquelles les parents peuvent faire enfermer ceux de leurs enfants dont ils ont à se plaindre, ou à de pieux établissements dus à l'initiative religieuse et où sont reçues les prostituées et les filles lassées de leur vie de débauche. Mais l'initiative privée, dont l'influence eût été certainement bien plus puissante, n'a su rien faire, et les œuvres de charité destinées à combattre le vice sont, pour ainsi dire, inconnues du public, si même elles n'attirent son mépris.

Le plus ordinairement il existe dans chaque chef-lieu de département une maison religieuse créée en faveur des filles repenties, et dans quelques grands centres il a été fondé, depuis une trentaine

(1) *De la Prostitution dans la ville de Rome,* par le docteur Félix Jacquot. In Parent-Duchâtelet, 3ᵐᵉ édition annotée, 1857 ; tome II, page 864.

d'années, des établissements appartenant aux divers cultes qui divisent la population. Ainsi, à Paris, il y a :

Pour les catholiques : l'*OEuvre du Bon-Pasteur*, rétablie en 1819 (1), par l'abbé Legris-Duval, avec l'aide de M^mes de Croisy et de Vignolles, et l'*Ouvroir Notre-Dame-de-la-Miséricorde*, fondé en 1843, par les dames de l'OEuvre des prisons ;

Pour les protestants : l'*Institution des Diaconnesses*, fondée en 1841, et maintenant réunie à l'OEuvre protestante des prisons, dont la création remonte à 1839 ;

Pour les israélites : l'*OEuvre du Refuge*, qui ne date que de 1866.

Enfin, comme accessoire de ces diverses œuvres il faut indiquer la *Société de Patronage pour le renvoi dans leurs familles des jeunes filles sans place et des femmes délaissées*. Le titre montre suffisamment le but que se propose cette société, et, depuis 1844 jusqu'au 1^er janvier 1869, elle a fait effectuer 7,837 départs.

Ces divers établissements, catholiques ou autres, ont tous particulièrement en vue la moralisation et le retour au bien des jeunes filles que l'isolement, l'abandon par leur famille ou les mauvais exemples entraînent dans la voie du vice. Elles y sont admises en sortant de la prison de Saint-Lazare ou de l'hôpital de Lourcine quand, pendant leur séjour, elles y ont manifesté de bons sentiments. C'est volontairement qu'elles entrent dans ces refuges et elles n'y sont pas retenues contre leur gré. Lorsque leur progrès dans le bien paraît assuré et qu'il semble que le monde n'est plus un danger pour elles, l'OEuvre se charge de les placer comme domestiques ou employées, ou de les réconcilier, s'il y a lieu, avec leurs familles. En tout cas, elle continue sa mission d'assistance à leur égard quand elles sont sorties dans de bonnes conditions et qu'elles persistent dans l'honnêteté (2).

Tous les auteurs s'accordent à reconnaître que, malgré l'extrême bienveillance avec laquelle elles sont traitées dans ces maisons de secours, malgré l'appui qui leur est assuré pour l'avenir, il n'est qu'un

---

(1) Le *Bon-Pasteur* a été fondé en 1698, par lettres patentes de Louis XIV, et supprimé en 1790.

(2) Renseignements empruntés à l'ouvrage de M. Lecour : *La Prostitution à Paris et à Londres de 1789 à 1870*, pages 228 à 240.

très-petit nombre de prostituées qui usent de la voie de salut qui leur est ainsi ouverte, et moi-même, depuis huit ans qu'il m'est possible de les observer, j'ai pu juger combien elles étaient rebelles aux circonstances même les plus favorables.

Dans le chapitre qu'il a consacré aux maisons de refuge, Parent-Duchatelet a très-exactement défini les causes qui expliquent cette répulsion qu'ont les filles de mauvaise vie pour ces établissements, même quand des sentiments très-sincères de repentir naissent en elles. L'honnêteté si parfaite de l'auteur le mettant à l'abri de tout soupçon de parti pris dans cette appréciation, je préfère lui emprunter ce passage auquel je ne saurais, au reste, rien ajouter, car il s'applique à toutes les communautés établies dans ce but, quel que soit l'ordre religieux qui les dirige.

« Si l'on n'est pas enfermé et cloîtré dans la maison du Bon-Pasteur,
» dit Parent-Duchatelet (1), le mot de couvent en éloigne un grand
» nombre de personnes ; le titre de *couvinière,* qu'on donne dans
» la prison à celles qui manifestent le désir d'y entrer, a une grande
» efficacité pour les en détourner.

» En parlant de la prison, je n'ai pas caché mon opinion sur les
» avantages immenses que les femmes mariées ou veuves avaient sur
» les religieuses de profession pour engager les prostituées à faire des
» réflexions sur elles-mêmes et les ramener à des sentiments meilleurs,
» et j'ai déduit les motifs sur lesquels je fondais cette opinion. Ce que
» j'ai dit sur la prison s'applique à la maison du Bon-Pasteur. Si les
» instructions y étaient faites par des dames mariées ou veuves, elles
» auraient une toute autre efficacité ; si ces dames y commandaient et
» s'y trouvaient la majeure partie de la journée, plus de prostituées y
» entreraient et moins chercheraient à en sortir. Qu'on se garde bien
» de voir dans cette manifestation de mon opinion une attaque contre
» les religieuses qui sont à la tête de la maison dont je parle. Je res-
» pecte trop leur vertu et j'apprécie trop leur dévouement ainsi que
» les services qu'elles rendent pour me permettre d'affaiblir par
» quelques critiques la reconnaissance qui leur est due. Mais, comme

(1) *De la Prostitution dans la ville de Paris,* par Parent-Duchatelet ; 3me édit. annotée, 1857, t. II, chap. xxv, p. 377 et suiv.

10

» il s'agit ici de faire le plus de bien possible, il est de mon devoir
» d'indiquer les moyens qui me paraissent les plus efficaces pour par-
» venir à ce résultat.

  » Si mon opinion à cet égard n'était fondée que sur des théories
» spéculatives, je devrais m'en méfier et ne l'énoncer qu'avec prudence
» et réserve ; mais comme elle est le résultat de renseignements re-
» cueillis auprès de personnes respectables qui fréquentent la maison
» du Bon-Pasteur, comme aussi d'anciennes prostituées qui ont été
» dans cette maison, et dont les unes sont sincèrement repentantes,
» dont les autres sont retournées à leur ancien métier et le pratiquent
» encore, j'ai quelque droit de croire que mon opinion est juste. J'en
» suis même d'autant plus persuadé que, sur ce point comme sur tous
» les autres, je n'ai rien négligé pour arriver à la connaissance de la
» vérité.

  » En fait de pratiques religieuses, n'est-il pas convenable d'établir
» une distinction entre les personnes qui, toute leur vie, ont cru à la
» religion, et celles qui en entendent parler pour la première fois ?
» N'est-il pas à craindre que ces dernières ne voient que du ridicule
» dans des pratiques qui ranimeront la ferveur des premières ? Et du
» ridicule au mépris il n'y a pas plus de distance que du mépris au
» dégout.

  » Il n'existe pas une prostituée, ayant été deux ou trois fois à l'hô-
» pital ou en prison, qui ne connaisse parfaitement toutes les pra-
» tiques minutieuses auxquelles sont assujetties celles qui se réfu-
» gient dans la maison du Bon-Pasteur ; elles sont aussi instruites sur
» ce point que les filous sur les articles du Code qui regardent leur
» industrie. J'en ai interrogé plusieurs à ce sujet, et voici ce qu'elles
» m'ont répondu : — On ne nous parlera jamais que de l'enfer ainsi
» que de la nécessité de faire pénitence et de nous mortifier ; on nous
» rappellera sans cesse notre vie antérieure ; nous serons assujetties à
» réciter des prières auxquelles nous ne comprenons rien ; traitées
» comme des enfants, on nous punira en nous retirant notre robe, en
» nous mettant un bonnet noir, en nous laissant à genoux, en nous
» faisant baiser la terre ; sous prétexte de pénitence, on nous enlèvera
» tout ce que nous pourrons avoir pour en faire hommage à la Vierge,
» et **plus** tard nous verrons ces objets passer entre les mains des

» autres sans pouvoir les réclamer. — Voilà ce qui m'a été plusieurs
» fois répété et ce que quelques personnes dignes de foi m'ont égale-
» ment dit, tout en faisant l'éloge de la maison et des dames qui la
» dirigent. Suivant ces personnes, et ici je ne ferai que répéter leurs
» expressions : il y a une différence trop grande entre la vie que
» mène une prostituée et celle à laquelle sont assujetties des religieuses
» qui n'y sont arrivées qu'en passant par un long noviciat. Celles-ci
» sont instruites et ne voient que les choses du ciel ; celle-là ne sait
» même pas souvent s'il existe un Dieu et si elle a des devoirs à rem-
» plir. Les premières courent au-devant des prières, des méditations
» et des austérités qui leur paraissent la conséquence naturelle de
» leurs croyances ; la dernière n'y voit que des pratiques insigni-
» fiantes parce qu'elle n'y comprend rien et ne peut s'en rendre
» compte. C'est donc par degrés, — et ici j'emprunte toujours le lan-
» gage des mêmes personnes qui connaissent bien l'esprit, le carac-
» tère et le naturel des prostituées, — c'est par degrés qu'il faudrait
» amener celles qui se décident à entrer au Bon-Pasteur, à la pra-
» tique de tous les exercices qui y sont en usage ; il faudrait leur
» rendre la vertu agréable, les relever à leurs propres yeux et se bien
» garder de les effaroucher ; on devrait leur parler bien plus, dans le
» commencement, des avantages terrestres que produit la vertu, que
» des avantages célestes qui en sont la récompense ; il serait bon de
» leur apprendre les devoirs que chacun de nous est obligé de remplir
» envers Dieu et la société, de leur montrer avec douceur en quoi
» elles ont failli contre ces devoirs, et de leur indiquer la nécessité
» ainsi que la manière d'expier une faute qui leur a attiré l'indigna-
» tion publique et le rejet de cette société. Une fois qu'elles seraient
» convaincues de la possibilité de recouvrer l'estime publique et de se
» réhabiliter à leurs propres yeux, une fois qu'elles auraient essayé
» leurs forces et reconnu que l'entreprise n'est pas impossible, elles
» se porteraient d'elles-mêmes à l'exercice des pratiques religieuses
» auxquelles elles sont aujourd'hui forcément assujetties, et on n'au-
» rait pas le chagrin de voir la porte du refuge se fermer pour tou-
» jours sur celles qui, fatiguées de ces envies, prennent le parti de
» retourner à leur ancien métier. »

Parent-Duchatelet s'étend ensuite sur l'organisation des maisons de refuge telle qu'il la conçoit et il justifie ses vues en citant l'exemple de *la Miséricorde de Laval*. Il m'était facile de connaître tout le bien qu'a pu produire cette maison religieuse, et je crois ne devoir omettre aucun des détails qui m'ont été donnés.

Je dirai d'abord que, quel que soit l'éloge qu'on fasse de la vénérable fondatrice de la Miséricorde, on restera toujours fort au-dessous de la vérité. Sous le rapport administratif, le seul sous lequel il me soit permis de la juger, la mère Thérèse était, comme l'a dit Parent-Duchatelet, une femme de génie, et il lui fallait cette foi si vive en la Providence, cet amour si profond de faire le bien, en un mot, ces vertus chrétiennes qu'elle possédait à un si haut degré, pour oser entreprendre, dénuée de toutes ressources, l'œuvre qu'elle a su conduire à bien. Un trait suffit pour faire connaître cette admirable femme. « Nous n'employons ordinairement, pour gagner le cœur de nos filles, » que des moyens de douceur et de compassion, » écrivait-elle dans une lettre relative au mode d'administration des maisons de repenties, et, ce qu'elle conseillait, elle savait aussi le mettre en pratique ; le fait suivant le prouve : « Une fille de 19 ans annonça, dès le premier jour, » à la sœur chargée du réveil dans le dortoir où elle couchait qu'elle » ne se levait jamais avant d'avoir pris son café. La directrice, un » peu alarmée d'une réponse aussi inattendue, alla en parler à la » bonne Mère, — Eh bien ! ma fille, lui dit celle-ci, laissez-la au lit, » je vais lui faire préparer son déjeûner; il faut absolument que nous » gagnions cette âme. — Et, pendant plusieurs semaines, on continua » à lui porter le même déjeûner avant qu'elle ne fût levée. Elle eut » bientôt honte de sa conduite et elle demanda à suivre la règle com- » mune (1). »

Tel fut l'esprit de charité qui présida à la fondation de cette pieuse retraite. Au reste, en lisant cette lettre que je citais tout-à-l'heure, on est suffisamment éclairé sur les moyens qui sont mis en œuvre; qu'on me permette donc d'en extraire quelques passages :

« . . . On ne renvoie les filles de la maison qu'après avoir » épuisé tous les moyens de salut. . . . . Après de longs jours

(1) *Vie de la mère Thérèse,* pages 79 et 288.

» d'essai, si tout est inutile, on leur ouvre la porte et on retranche ce
» membre gangrené des autres membres de la communauté.

« . . . . Il faut beaucoup de patience. . . . . La su-
» périeure et les directrices doivent s'attacher à avoir toujours cette
» égalité de caractère qui est la marque d'une âme qui se possède ;
» éviter toutes les préférences qui, en faisant naître la jalousie, en-
» gendreraient les murmures et blesseraient les cœurs.

» Rarement nous usons de paroles sévères. Quand nous y sommes
» forcées, les réprimandes toujours justes, ne doivent jamais laisser
» apercevoir les sentiments d'un cœur irrité. La bonté, la douceur, la
» patience sont les armes qui nous aident à vaincre toutes les résis-
» tances. En général, nos pauvres filles s'attachent facilement à celles
» qui se dévouent à leur salut.

» Une douce gaîté doit animer celles qui les gouvernent (1). »

Puis, pour compléter cet exposé rapide de l'organisation de la Miséricorde, l'auteur de la vie de la mère Thérèse ajoute :

» Dès leur entrée, les pénitentes s'apercevront aisément qu'on ne
» demande d'elles autre chose que de la bonne volonté. Si le costume
» de leurs compagnes leur répugne ou les effraie, on leur laissera
» porter les vêtements du monde autant qu'il leur plaira, retranchant
» néanmoins impitoyablement une mise trop mondaine. Elles en rou-
» gissent du reste bientôt elles-mêmes, et chaque journée voit dispa-
» raître un de leurs atours. . . . . Ici pas de catégories entre
» les pénitentes ; on ne fait d'aucune d'elles des religieuses nommées
» ailleurs magdeleines, filles de Saint-Paul, etc. Une fille de la Misé-
» ricorde reste en vieillissant ce qu'elle est le jour de son entrée (2). »

Maintenant quels résultats ont produit de si généreux efforts ? Pour
s'en rendre compte, il n'y a qu'à savoir ce qu'est aujourd'hui la
Miséricorde, et voici les renseignements que je dois à la bienveillante
obligeance de M$^{me}$ la Supérieure.

Fondée en 1818, cette charitable maison compte aujourd'hui cin-
quante-deux années d'existence. Le but de l'institution étant de
retirer du vice les filles de mauvaise vie, on leur tend toujours une

_____

(1) *Lettre de la mère Thérèse,* citée dans sa biographie, pages 80 et 81.
(2) *Vie de la mère Thérèse,* page 82.

main secourable et, quel que soit leur âge, on les admet à moins qu'il ne soit évident qu'elles se présentent uniquement pour y trouver un refuge contre les misères et les infirmités de la vieillesse. Ce serait alors détourner l'œuvre de ses fins; mais, dans ce cas, elles ne sont pourtant pas abandonnées et on les envoie aux Petites sœurs des Pauvres.

Le nombre des filles repenties s'accrut très-rapidement. En 1821, on en comptait 80; en 1825, elles étaient 177, et maintenant la moyenne est depuis longtemps de 350 à 400. Le chiffre des admissions annuelles est trop variable pour pouvoir être fixé; mais il est très-important de noter qu'on ne compte que bien peu de filles de maison parmi celles qui sollicitent leur entrée. *Il semble qu'elles fuient la Miséricorde.*

Les pénitentes se lèvent à cinq heures en été, à cinq heures et demie en hiver; elles vont entendre la messe et le reste de la journée se partage entre le travail, les repas et deux récréations, d'une demi-heure chacune, qui ont eu lieu l'une à midi, l'autre le soir. Elles font quatre repas par jour et la nourriture est celle qu'on trouve dans les ménages d'ouvriers dont les conditions d'existence sont moyennes; elles ont le plus souvent du lard ou de la viande douce en ragoût et, quand les ressources de la communauté le permettent, on leur donne du cidre. Les travaux auxquels on les emploie sont la couture et le blanchissage; pendant longtemps aussi elles tissèrent du calicot; enfin celles dont la bonne conduite était éprouvée allaient garder les malades de la ville qui en faisaient la demande; mais la guerre d'Amérique d'une part, et l'établissement des Sœurs garde-malades de l'autre les ont privées de ces deux dernières ressources. Du reste on peut dire d'une manière générale que la mère Thérèse entreprenait tous les travaux susceptibles d'être accomplis par la main d'une femme, dès qu'ils pouvaient venir en aide aux besoins matériels de la communauté. Pendant les heures de travail, on leur fait des instructions religieuses ou des lectures tantôt récréatives, tantôt empruntées à des livres de piété. D'ailleurs, le principe est celui-ci : les laisser le moins possible livrées à elles-mêmes et occuper sans cesse leur imagination. « Le » dimanche, écrivait la mère Thérèse dans cette lettre déjà citée, est le » jour le plus difficile pour nous. La variété dans les exercices reli-

» gieux nous vient en aide ; quelques jeux innocents nous permettent
» de remplir les intervalles. Avant tout il faut empêcher nos filles
» d'être trop longtemps livrées à de trop sérieuses réflexions (1). »

La mortalité est environ de dix à vingt par an.

Quand une fille ne s'habitue pas au régime de la maison, il est rare
qu'elle y reste au-delà de huit jours ; mais ces défections sont l'exception. Le plus souvent elles s'y attachent au point qu'elles ne veulent
plus en sortir, et parmi celles qui, après y être restées un temps assez
long, sont rentrées dans le monde, les unes font d'honnêtes domestiques, certaines sont mariées, d'autres sont rentrées dans leurs
familles et en sont aujourd'hui la consolation et l'appui.

Enfin, et contrairement à ce qui se passe dans les autres communautés, la maison de Laval a institué une classe dite *de préservation,*
où sont reçues quelques jeunes enfants pour l'avenir desquelles il y
aurait à craindre ; mais ce n'est que par suite de causes très-sérieuses,
quand par exemple le séjour dans la famille devient un véritable
danger, que la supérieure se résigne à prononcer leur admission.

On le voit donc, c'est avec raison que Parent-Duchatelet citait la
Miséricorde de Laval comme un modèle d'organisation bien entendue.
Les moyens auxquels on peut avoir recours pour rendre à la vie honnête la fille débauchée y sont parfaitement compris : liberté complète
soit pour s'y présenter, soit pour en sortir; la persuasion unie à la
plus grande douceur; travail manuel qu'autrefois, plus qu'aujourd'hui,
on pouvait varier suivant les aptitudes; distractions fournies à l'imagination par des lectures, par des chants ou par des prières qui toujours sont de courte durée; régime alimentaire aussi convenable que
possible, déterminé du reste par les ressources de la maison; soins
assurés en cas de maladie, serait-elle la suite de leurs mauvaises
mœurs, et qui sont donnés par un des médecins de la ville, telle est
l'existence offerte aux femmes qui, touchées de repentir, viennent y
demander asile.

Comment se fait-il alors que les résultats ne soient pas plus grands?

(1) *Lettre de la mère Thérèse,* citée dans sa biographie, page 81.

Comment se fait-il surtout que, parmi celles qui viennent frapper à cette porte si hospitalière, on ne compte pour ainsi dire pas de filles prostituées? L'explication en est facile : quelque parfaite que soit l'organisation intérieure de la Miséricorde, quelque bien compris que soient les moyens mis en œuvre pour rendre définitifs les sentiments de repentir qui, dans un moment, ont pu pousser la brebis égarée vers cette sainte retraite, *c'est un couvent,* et là est, selon moi, tout le secret de son impuissance. Ce titre de *couvinière* qui, comme le dit Parent-Duchâtelet, est donné par les prostituées à celles de leurs camarades qui manifestent le désir de rentrer dans la bonne voie, ne dit-il pas bien haut l'influence que ce mot de *couvent* exerce sur cette classe de femmes, et elle est d'autant plus grande qu'elles y joignent cette arrière-pensée que, pour elles, ce sont des lieux de correction et non de réhabilitation.

Malheureusement, il faut bien l'avouer, ce qui se passe quand une personne charitable entreprend de ramener dans le sentier de l'honneur une fille pervertie, n'est pas fait pour dissiper ces appréhensions. On croit généralement que, pour que ce retour vers le bien puisse s'opérer, la fille, qui veut se retirer du vice, doit tout d'abord faire acte de conversion religieuse. Tous les efforts faits près d'elle tendent uniquement vers ce but, et c'est une erreur des plus regrettables; non que je veuille, par ces paroles, blâmer les sentiments de dévotion qu'on cherche à lui imprimer. Ce que j'ai dit précédemment des tendances matérialistes de notre siècle comme cause principale de la débauche actuelle, et l'insistance que j'ai mise à demander que l'instruction religieuse tienne le premier rang dans l'éducation donnée aux enfants, parce qu'elle est la base de toute morale, me dispense, je le crois, de me disculper à cet égard. Mais il faut bien se persuader qu'il ne s'agit pas ici d'une éducation première analogue à celle de l'enfant; chez celui-ci, agissant sur une âme entièrement neuve, on developpera le sentiment du bien ou du mal selon les enseignements qui lui seront donnés. La tâche que s'imposent les personnes qui se dévouent aux œuvres de réhabilitation des prostituées est toute autre, et, avant tout, elles doivent se rendre un compte exact de ce que sont les malheureuses qu'elles veulent sauver de l'abîme. Non-seulement il faut leur donner les bons principes qu'elles n'ont pas, mais surtout il faut détruire les mauvais qu'elles ont acquis dès l'âge le plus tendre, et c'est cette seconde partie de l'œuvre qui doit évidemment être réalisée la première. Or, quelle a été l'existence de cette femme jusqu'au jour où on veut la rendre à de meilleurs sentiments? Pernicieux exemples, habitudes funestes, conseils dépravés, elle a tout eu en partage, et quant aux choses religieuses, si elle en entendait parler, c'était avec dérision et mépris. Est-il donc possible d'espérer qu'aux premières tentatives qui seront faites près d'elle il se développe aussitôt des pensées de foi et d'amour pour un Dieu qu'elle ne connaît pas ou qu'elle a appris à méconnaître.

Dès lors il ne faut plus être étonné de ce qui se passe à la Miséricorde. Les filles qui s'y présentent sont celles qui ont eu un instant de défaillance, mais chez lesquelles le sentiment du devoir n'est pas complétement éteint. Aussi, quand une personne charitable leur indique cette retraite, elles ne s'en effraient pas, elles l'acceptent avec reconnaissance et promptement elles justifient ces espérances exprimées dans la lettre de mère Thérèse : « nous faisons briller à leurs » yeux les vérités de la foi, et ces pauvres enfants sentent bientôt le » prix des grâces qui leur sont offertes pour le bien de leur âme et » même de leur corps (1). » Et ce qui prouve bien que les choses se passent ainsi, c'est que, sauf de très-rares exceptions, la plupart d'entre elles ne demandent plus à quitter la communauté, heureuses de la vie religieuse qu'elles y ont en partage.

On peut cependant concevoir que, dans le cours de sa vie de débauche, une fille éprouve, à un moment donné, le désir de se mieux conduire, sans avoir pour cela le goût de la vie cloîtrée. Mais, pour ces prostituées tombées jusqu'au dernier échelon de l'immoralité, ces moyens de persuasion seront forcément sans action. Le sens moral n'existe plus, si même il a quelquefois existé chez elles; et si on veut leur inspirer, au nom de la religion, la honte de leur triste vie et le repentir, ou elles refusent d'entendre les bonnes paroles qui leur sont adressées, ou on n'en obtient que des actes d'hyocrisie. Je n'oublierai

(1) *Lettre de la mère Thérèse,* citée dans sa biographie, page 79.

jamais les recommandations qu'adressait un jour, devant moi, une fille (n° 373), récemment sortie de l'hôpital, à une camarade (n° 401) qui allait y entrer : « Les religieuses sont bien bonnes, lui disait-» elle ; elles te donneront un chapelet à ton arrivée, et si tu le dis » bien, elles auront bien soin de toi. » Et de fait, celle-ci a su mettre ces avis à profit, car les pauvres sœurs, croyant à une conversion sincère et au désir qu'elle manifestait de retourner dans sa famille, lui en procurèrent les moyens, quand en réalité elle ne voulait que quitter la maison publique où elle était sans solder ses dettes et aller rejoindre un de ses amants.

Faudrait-il donc, d'après cela, juger, comme le veut au reste l'opinion publique, que les prostituées, se livrant à la débauche sans paraître en éprouver ni honte ni remords, forment au sein de la société une classe à part et sont des êtres immondes dont il n'y a pas lieu de se préoccuper ? Assurément non, car elles sont plus qu'on ne le croit accessibles aux bons sentiments ; seulement il ne faut pas leur demander de revenir dès le début à des vertus d'autant plus difficiles à pratiquer qu'elles n'ont pour soutien que la vivacité de la foi et pour mobile les espérances de la vie future. Elles ont toujours vécu au milieu des jouissances matérielles ; c'est donc au nom des intérêts matériels qu'il faut tout d'abord leur parler, et, avant de leur rappeler qu'elles ont une âme à sauver, chose qu'elles n'oublient pas à leur lit de mort (1), il faut faire naître en elles le désir de rentrer dans la société qui les a réprouvées ; il faut leur apprendre les devoirs qu'elles ont à remplir envers elles-mêmes et envers leurs semblables pour se faire pardonner les fautes qu'elles ont commises ; il faut leur faire comprendre le bonheur qu'elles goûteront à vivre loin des plaisirs abrutissants au milieu desquels, jusqu'à ce jour, elles se sont vautrées, à ne devoir leurs moyens d'existence qu'à un travail honnête, à n'avoir plus enfin que la voix de l'honneur pour guide, et, quand elles

(1) Je vais en donner une preuve bien frappante. Cette fille (n° 401), à laquelle se rapporte le fait cité plus haut, était atteinte de péritonite partielle, et, la veille du jour où elle fut portée à l'hôpital, elle s'était trouvée tellement mal qu'on me fit appeler vers dix heures du soir. Elle me supplia elle-même de lui envoyer un prêtre auquel elle pût se confesser, croyant sa fin prochaine, ce qu'au reste je m'empressai de faire. Son état s'étant amélioré dans la nuit, elle put être transportée à l'hôpital où, avec le retour à la santé, les mauvais instincts reprirent le dessus.

auront pu apprécier les jouissances intimes que donne une conscience satisfaite, alors, mais seulement alors, on pourra leur faire souvenir, avec l'espoir d'être entendu, qu'elles ont aussi des devoirs à remplir envers Dieu, dont ces enseignements les auront rapprochées.

Aussi, je n'hésite pas à le dire, les maisons religieuses, quelque parfaite que soit leur organisation, n'obtiendront jamais les succès auxquels pourraient prétendre les œuvres de charité dues à l'initiative privée surtout si, laissant les aspirations religieuses se développer pour ainsi dire spontanément sous l'influence des principes de morale nouvellement acquis, leurs efforts se bornent uniquement à rendre possible la réhabilitation sociale de la femme qui, par ses désordres, s'est attiré le mépris de tous les honnêtes gens. A l'appui de cette opinion je citerai ce qui se passe en Hollande : « Tout en » cherchant à restreindre à l'avance par les bienfaits du travail et de » l'instruction le tribut payé à la prostitution par les classes labo- » rieuses, dit M. Van Oordt (1), le zèle des particuliers s'attache à » arracher à leur dégradation les malheureuses victimes du vice. » Parmi les tentatives faites dans ce sens et couronnées de succès, » nous signalerons *l'asile Steenbeck.* Situé dans les campagnes de la » Gueldre dans toutes les conditions désirables de salubrité et d'isole- » ment, cette institution donne déjà les plus heureux résultats. Dès » 1851 cet asile, établi sur les bases les plus larges *puisqu'il reçoit les* » *repenties de tout culte,* et dont l'idée première appartient à l'hono- » rable pasteur O. Heldring, ne suffisait plus à sa destination; il a » fallu l'agrandir. Ces résultats sont dus à une direction à la fois » sévère et bienveillante . . . . . . . . . . . . . . . . . » . . . . La liberté, le respect des convictions religieuses, tels sont » les principes qui l'inspirent. Toute idée de claustration est bien loin » de la pensée des fondateurs de l'œuvre ; ils ont rendu facile la sortie » de leurs pensionnaires au cas où celles-ci voudraient quitter la » maison avant l'expiration du délai de deux ans fixé pour leur séjour » normal; dans ce cas même, elles reçoivent un secours en argent. » Les repenties apprennent un état qui leur permet, à leur sortie, de

---

(1) *De la Prostitution en Hollande,* par les docteurs Schneevoogt, Van Trigt et Van Oordt. In Parent-Duchâtelet, 3ᵐᵉ édition annotée, 1857 ; tome II, page 829.

» pourvoir honnêtement à leur subsistance. Pareille disposition existe
» du reste dans le réglement antérieurement adopté par l'abbé Coural,
» de Montpellier, pour sa *Solitude de Nazareth*. »

Jusqu'à ce jour, en France, la charité publique n'a donc rien su
créer de réellement efficace pour tendre une main secourable aux
jeunes filles que la prostitution menace, et restituer à la société celles
qui ont failli ; ou si quelques tentatives ont été faites, elles sont tellement isolées que leurs bienfaits restent le plus souvent ignorés et ne
s'étendent pas au-delà de la ville qui les a vus naître. Par exemple, à
Mulhouse, il y a une institution qui, malheureusement, est pour ainsi
dire inconnue, quand tous les grands centres au moins devraient en
posséder une semblable ; et encore, je m'empresse de dire qu'elle est
due à l'initiative religieuse. « Un très-modeste couvent catholique, dit
» M. J. Simon (1), celui des sœurs Cénobies, reçoit à bas prix les
» jeunes ouvrières, leur donne le coucher et la nourriture et les laisse
» libres de travailler dans les ateliers de la ville. Quelques ouvrières
» restent indéfiniment dans cette maison qui n'exige d'elles, après le
» rude travail de la journée, que de se distraire d'une façon décente.
» D'autres y descendent seulement, comme elles descendraient chez
» des amies, pendant le temps nécessaire pour trouver, avec l'aide des
» sœurs, une famille honnête qui consente à les recevoir ; d'autres
» enfin, qui ne veulent pas loger en garni, restent au couvent jusqu'à
» ce qu'elles aient réuni les deux ou trois meubles les plus indispen-
» sables ; la supérieure garde leurs économies et leur vend elle-même
» pièce à pièce le lit sur lequel elles couchent. »

Il ne faut pas se le dissimuler, l'initiative n'est pas dans le caractère
français, et quelle que soit l'œuvre d'intérêt public à entreprendre, si
louable que soit son but, c'est à qui n'y attachera pas le premier son
nom. Que sera-ce alors si, comme dans la question présente, il s'y
joint la répulsion qu'inspire tout ce qui concerne la prostitution et les
prostituées, et cette opinion, commune au reste à tous les pays, que
tout ce qu'on peut faire pour racheter ces malheureuses est inutile,

(1) *L'Ouvrière*, par M. Jules Simon, page 341.

parce que leur état de dégradation les en rend indignes ? Par conséquent on n'arrivera jamais à aucun résultat si d'abord on ne parvient
à vaincre ces répugnances et à détruire ces idées préconçues qui font
que, même en Angleterre, où l'initiative privée a une si large part,
les œuvres destinées à combattre le vice ne prospèrent pas. Pour cela,
il ne faut pas craindre d'initier le public dans cette grave question
sociale, et quand les personnes charitables auront appris à connaître
la prostitution, quand elles se seront rendu compte des causes qui la
font naître et des dangers vers lesquels elle entraîne la société, elles
cesseront d'être indifférentes, si elles ne sont pas hostiles, aux fondations de bienfaisance si nécessaires pour en atténuer les funestes
conséquences.

Quant à ces fondations elles-mêmes, elles ne peuvent, pour le présent, qu'émaner des personnes que leur haute position place au-dessus
des préventions qu'elles feront toujours naître au début jusqu'au jour
où, parfaitement comprises, elles ne seront plus l'objet d'une répro-
bation à peu près unanime. On conçoit facilement les heureux résultats qu'on serait en droit d'attendre de ces associations répandues par
toute la France, surtout si, grâce à cet esprit de centralisation qui est
dans nos mœurs, elles se reliaient intimement entre elles par un
comité supérieur d'administration, lequel, rappelant l'initiative qui
les a fait naître, leur donnerait sans cesse l'impulsion dont elles
pourraient avoir besoin et assurerait ainsi leur existence. Puis, de
cette façon, il serait permis d'étudier plus complétement, et avant de
les adopter, les réformes d'intérêt général rendues nécessaires par les
défectuosités qui se révèleraient certainement dans l'organisation première de l'œuvre. Mais, en toute circonstance, ces associations devront
conserver leur autonomie en ce qui concerne leur gestion particulière.

Pour rendre plus certaines les fins qu'on se propose, il faut nécessairement que ces institutions soient au nombre de *deux ;* l'une, à l'exemple
de ce qui existe en Angleterre, aura pour but *de prévenir la débauche
chez les jeunes filles ;* l'autre, se réservant une tâche beaucoup plus
difficile, aura la mission *de relever de leur chute celles qui auront suc-
combé,* et de permettre ainsi à la société dont elles se sont rendues

indignes, de les recevoir de nouveau dans son sein. Cette division est de toute nécessité, car il ne doit évidemment y avoir aucun contact entre la jeune fille qu'on sauve du déshonneur et celle que le vice a déjà souillée.

Les détails dans lesquels je suis entré relativement aux causes de la prostitution et aux circonstances qui caractérisent généralement la vie de la prostituée, me dispensent d'insister sur les moyens qu'on devra mettre en action près des infortunées qui viendront solliciter l'appui de ces associations. L'éducation religieuse et morale, en ayant soin surtout de ne rien exiger quant aux pratiques de piété et de tout laisser à la spontanéité des repenties ; l'instruction ; le goût du travail et le désir de ne devoir leur existence qu'aux ressources qu'il procure ; en un mot et pour tout résumer, leur faire connaître les vertus nécessaires à la vie de famille, base première de toute société, tels seront les sentiments qu'on devra s'efforcer de leur inspirer.

Afin qu'elles aient toutes facilités pour vivre honnêtement en travaillant, non-seulement on devra leur donner une profession, que la plupart du temps elles n'ont pas, ainsi qu'on l'a vu précédemment (25 sans profession sur 52), mais encore, dès qu'on aura la certitude qu'elles sont assez habiles pour se suffire, il faudra s'occuper de les placer dans des familles honorables et qui aient bien compris, avant de les accepter, tous les devoirs que moralement elles auront à remplir envers elles. En outre, dans le cas où leurs mauvais penchants reprenant le dessus, elles retourneraient à leur vie de débauche, il ne faut pas qu'elles puissent prétexter le manque d'ouvrage. Elles devront donc être assurées que pendant les chômages, quelles qu'en soient les causes et fussent-ils de leur fait, l'association est toujours prête à les recevoir pour les soustraire à la misère qui serait certainement pour elles, plus que pour toutes autres, une mauvaise conseillère.

Pour que ces mesures de charité aient plus sûrement encore leur efficacité, il est nécessaire qu'on puisse soustraire à l'autorité paternelle les enfants qui ont tout à redouter des mauvais exemples donnés par leurs parents. C'est en effet, sous ce rapport, un écueil non moins sérieux que ne l'est la liberté individuelle eu égard à l'inscription. Je pourrais citer comme preuve plusieurs cas de pères et mères qui, moins soucieux de l'honneur de leurs enfants que du profit qu'ils pourraient retirer de leur libertinage, sont venus nettement s'opposer aux bonnes intentions, manifestées par l'administration, d'en prendre soin. Il faut donc qu'une modification soit apportée à la législation actuelle relativement aux pouvoirs attribués aux chefs de famille, et il est évidemment inutile de discuter ici la légitimité des réformes qui pourront être faites en ce sens, car, comme le dit M. Jules Simon relativement à l'instruction qui, selon lui, devrait être rendue obligatoire, « une loi faite contre les mauvais pères ne saurait être une » injure pour les autres (1). »

Les personnes charitables qui auront le courage d'entreprendre cette œuvre de régénération de la fille débauchée ne doivent pas se faire illusion. De pénibles mécomptes les attendent, et le plus affligeant de tous est certainement celui que cause la rechute d'une pénitente, principalement quand, confiant dans ses fermes résolutions, on avait cru pouvoir la placer dans le monde. C'est même la crainte de ce malheur qui fait que les dames de la Miséricorde de Laval ne répondent, pour le plus souvent, pas aux demandes qui leur sont adressées pour en obtenir des domestiques ou des ouvrières. Mais, si ces personnes se sont exactement rendu compte du caractère des femmes sur lesquelles elles veulent agir, elles cesseront d'en être surprises et surtout elles ne se laisseront pas abattre. Il est parmi ces malheureuses de ces êtres dégradés près desquels on ne peut plus rien, ce qui n'empêche pas que, si peu nombreuses que soient celles qui persisteront dans la bonne voie, on devra se féliciter des résultats acquis, car celles-là seules sont dignes d'intérêt et il faut songer que, sans les généreux efforts faits en leur faveur, elles seraient successivement tombées dans ce degré d'avilissement tel qu'il ne leur reste plus aucune chance de salut.

En parlant de la Miséricorde de Laval, j'ai dit qu'au grand regret des religieuses qui dirigent cet établissement, ce n'était que très-

(1) *L'Ouvrière*, par M. Jules Simon; page 396.

rarement qu'une fille de maison venait implorer leur assistance, et je crois avoir montré combien la perspective d'être reçue dans un couvent avait une fâcheuse influence pour les en éloigner. A cette cause toute particulière, il faut en ajouter une plus générale qui peut faire craindre qu'il n'en soit de même pour les Associations de charité, surtout dans les premières années de leur existence. Les filles publiques vivent pour ainsi dire isolées du monde, et ce ne sont certes pas les personnes avec lesquelles elles sont en relations qui chercheront à leur inspirer de salutaires réflexions. Elles ignorent donc complétement qu'il est des œuvres de bienfaisance créées en leur faveur, et, ce qui est plus fâcheux, la manière dont le retour au bien leur est offert. D'un autre côté, il n'est pas une personne respectable qui veuille se commettre dans de tels lieux pour les instruire des secours qui sont mis à leur disposition. Ainsi, il ne reste que la police qui, pour les leur faire connaître, pourrait profiter de l'interrogatoire qu'elles subissent lors de l'inscription, et plus souvent encore de ces moments de désespoir si fréquents au milieu de leur existence agitée. Mais c'est principalement l'hôpital qui, sous ce rapport, devra rendre les plus grands services, surtout si le projet proposé par le docteur Venot, de Bordeaux, était mis à exécution. Par conséquent, je ne saurais m'associer trop énergiquement à la demande faite par cet honorable confrère et par M. Garin, de Lyon, pour obtenir la création d'une *salle* dite *de convalescence*, ayant pu moi-même en reconnaître la nécessité non-seulement au point de vue médical, mais aussi sous le rapport moral.

« Alors, dit M. Venot (1), la visite de sortie, au lieu de mettre
» immédiatement en liberté les filles dont un traitement méthodique
» efface rapidement les symptômes, leur ouvrirait les portes de l'an-
» nexe pour y passer un temps de repos calculé sur la gravité relative
» du mal qui les aurait conduites à l'hospice. De cette façon le dispen-
» saire ne peuplerait pas constamment notre service des mêmes
» femmes, *des habituées* comme on les nomme ; sujets tombés dans
» une aptitude vénérienne telle qu'on pourrait, les prenant pour

---

(1) *Coup-d'œil sur la Prostitution à Bordeaux*, par le docteur J. Venot. In Parent-Duchâtelet, 3ᵐᵉ édition annotée, 1857 ; tome II, page 409.

» exemples, croire à l'inefficacité des traitements chez certaines orga-
» nisations.

» La création de ce lieu de transition entre l'hospice et la liberté
» n'aurait pas seulement un avantage médical bien constaté, mais on
» devine que la morale publique y gagnerait infiniment. Basée sur
» des règles sévères, cette sorte de détention, en habituant au travail
» des femmes entièrement perverties, leur ferait envisager toute la
» laideur du vice et les rendrait au sentiment de leur propre estime.
» La prostitution perdrait ses droits sur beaucoup de ces infortunées
» qui ne redouteraient pas seulement l'hôpital, mais qui craindraient
» bien plus les causes qui y conduisent. On éteindrait aussi par là
» ce sale prosélytisme des *visiteuses* qui spéculent à la porte de l'hos-
» pice sur le probable *exeat* de telle ou telle vénérienne. Ce courtage
» infâme serait anéanti sans retour, et la guérison morale d'un grand
» nombre de prostituées suivrait la cure physique de la syphilis :
» double bienfait qui vaut bien la peine qu'on y réfléchisse, quand
» on est animé du sentiment de l'humanité éclairé par une sage et
» fructueuse pensée, celle d'améliorer les mœurs et de consolider la
» santé générale. »

Donc, en retenant ainsi les filles dans les salles de convalescence,
non-seulement on s'assurerait que les récidives de la maladie ne sont
plus à craindre, mais, dans l'intervalle des heures de travail, on pourrait tenter de leur donner l'instruction et les principes de morale qui
leur sont le plus souvent inconnus ; et si, après avoir séjourné un
temps plus ou moins long dans cet asile, ces femmes étaient assurées
de trouver le secours des Associations de charité, n'est-il pas à présu-
mer que nombre d'entre elles, après avoir vu de près les misères
auxquelles elles sont exposées dans les lieux de prostitution, ne re-
fuseraient plus cette voie de salut qui leur est ouverte.

Je n'hésite, par conséquent, pas à croire qu'étant ainsi organisées,
*les mesures préventives de la prostitution* ne tromperont plus les espérances qu'on en peut concevoir, et dès lors, du moment où la société
se montre si pleine de sollicitude envers la jeune fille que le danger
menace, dès l'instant où elle s'efforce de multiplier les moyens de
secours pour celles qui veulent se retirer de l'abîme, de quel droit

11

viendrait-on maintenant incriminer sa sévérité à l'égard des misérables qui restent rebelles à tant de bienveillance, surtout quand
cette sévérité se trouve légitimée par le soin qu'elle doit prendre de
sa propre conservation.

# CONCLUSIONS GÉNÉRALES.

---

D'après les faits qui viennent d'être exposés, je puis donc formuler ainsi les conclusions auxquelles ils donnent lieu. (1)

1° — La prostitution *n'est point due à des causes occasionnelles,* telles que le manque de travail, l'insuffisance du salaire, la misère, la séduction, le goût de la toilette, etc. *Leur action,* lorsqu'elle est réellement constatée, et c'est dans des cas très-rares, *a toujours été préparée* par la négligence, on peut même dire par l'abandon dans lequel les parents ont toujours laissé leurs enfants; par les mauvais exemples qu'ils leur ont donnés; fréquemment même parce qu'ils les ont excitées à la débauche pour en tirer profit;

2° — La prostitution *constitue un danger des plus graves pour la Société,* non-seulement par les maladies contagieuses dont elle est la voie la plus assurée de transmission, et qui compromettent la santé publique dans les générations présentes et celles à venir, mais encore par les désordres moraux dont elle est la source et qui vont sans cesse en s'aggravant.

(1) Ces conclusions ont, pour la plupart, été déjà résumées dans mon Mémoire de 1867, — voir *Recueil des travaux de la Société médicale d'Indre-et-Loire,* ann. 1868, page 40 et suiv.

3° — *Elle réclame donc de la part du législateur la plus prompte et la plus sérieuse attention,* et, dans les mesures qu'il adoptera, celui-ci doit se proposer un triple but :

### a. — Prévenir la débauche chez les jeunes filles :

1° Par *une instruction largement et gratuitement distribuée* et surtout par *une éducation religieuse et morale* reposant sur des bases inattaquables et fortement imprimée ;

2° Par *des institutions de charité* où les jeunes filles sont assurées de trouver non-seulement un asile et du travail pendant les chomages, mais aussi toutes facilités pour apprendre une profession quand elles n'en ont pas, et la protection nécessaire pour être placées dans des maisons honnêtes où elles seront de la part de leurs maîtres, l'objet d'une sollicitude toute paternelle ;

3° Par *une loi qui permette de soustraire à l'autorité de leurs parents* pour les confier aux personnes charitables chargées de la direction de ces institutions *ceux des enfants qui ne sont pas, dans leurs familles, l'objet des soins que commande la morale;*

4° Enfin par *des peines sévères et strictement appliquées contre ceux qui auraient favorisé la débauche;* mais surtout *extrêmement rigoureuses si ce sont les pères et mères.*

### b. — La Prost¡u¡'on est un fait accompli :

MESURES, ADMINISTRATIVES OU MÉDICALES, PROPRES A EN ATTÉNUER LES DANGERS.

Il faut alors par des réglements sagement établis la rendre aussi peu nuisible que possible pour la société. Pour obtenir ce résultat les moyens sont :

1° *L'inscription* de toutes les filles qui se livrent notoirement à la débauche et principalement de celles qui y ont recours dans un but lucratif, caractère essentiel du fait de prostitution;

2° *Poursuivre sans relâche les prostituées clandestines,* et par conséquent *les filles entretenues* qui, pour toutes raisons, ne peuvent faire exception ;

3° *Rendre la surveillance des filles de mauvaise vie plus facile en*

*leur faisant préférer le séjour en maison à l'isolement en chambre.*
Pour cela il suffit que l'administration soit non pas bienveillante, ce
mot ne leur est pas applicable, mais seulement juste à leur égard en
leur assurant la gratuité de tous les secours médicaux, quelle que soit
la maladie qui les nécessite (1); en leur évitant nombre de tracasse-
ries auxquelles elles sont en butte de la part de l'autorité, même la
plus tolérante, et qui leur sont d'autant plus pénibles à supporter que
la prostitution clandestine n'étant pas sévèrement réprimée, elles
voient plus de licences accordées à d'autres qu'elles savent tout aussi
coupables qu'elles; en les protégeant contre la rapacité des tenants
maison et contre les brutalités des hommes qui les fréquentent; en
un mot, en faisant tout ce qui est nécessaire pour que la vie des malheureuses qui sont renfermées dans ces maisons y soit la moins misé-
rable possible. En effet, l'autorité semble considérer les prostituées
comme étant hors la loi, et, auraient-elles en leur faveur les droits les
mieux acquis, tout appui leur est refusé. On se rend facilement compte
des conséquences d'un tel mode d'agir; traitées en ennemies, les filles
débauchées cherchent, par tous les moyens, à se soustraire à la surveillance administrative qui n'a pour elles que des rigueurs;

4° L'administration faisant tous ses efforts pour engager les prostituées à entrer en maison, *elle devra conséquemment se prêter à
l'augmentation du nombre de ces établissements* comme le demandent
beaucoup d'auteurs et notamment MM. les docteurs Garin et Lagneau (2);

Donc :

*Facilités très-grandes pour accorder des tolérances* à ceux qui veulent
ouvrir un lieu de prostitution, lorsqu'ils offrent une garantie sérieuse
assurant que les limites imposées par l'autorité pour sauvegarder la
santé et la morale publiques, ne seront pas outrepassées;

5° *Restreindre le plus possible la propagation des maladies vénériennes
par un ensemble de mesures sagement combinées et qui comprennent :*

---

(1) A Château-Gontier, si une femme tombe malade, on ne l'a jusqu'à ce jour, admise
à l'hôpital qu'avec les plus grandes difficultés et le Maire m'a déclaré que dorénavant, et
vu ce qui s'était passé pour les n°s 373 et 401, les religieuses se refusaient à les recevoir.

(2) Garin : *De la Police sanitaire et de l'Assistance publique, etc.*, p. 39. — Lagneau :
*Annales d'hygiène*, année 1855, tom. IV et V, 2ᵐᵉ série.

La visite sanitaire non-seulement des filles inscrites, mais aussi de toutes les personnes, hommes ou femmes, sur lesquelles, dans une circonstance donnée, l'autorité peut légalement étendre son action;

L'hospitalisation de ces mêmes personnes jusqu'à parfaite guérison;

La distribution gratuite des secours médicaux a tous les vénériens, soit dans les hôpitaux dont le nombre doit être augmenté (1), et où leur admission ne doit plus être l'objet des restrictions actuelles; soit dans des dispensaires spéciaux tels qu'ils sont institués dans certaines grandes villes, à Lyon par exemple. Mais il faut faire en sorte que, par les soins bienveillants qu'ils y trouveront, le traitement hospitalier leur paraisse préférable.

La réunion, dans les mêmes mains, du service de visite sanitaire et du service hospitalier pour les vénériennes.

Pour que ces diverses mesures soient réellement efficaces, il faut qu'elles soient appliquées, par toute la France, d'une façon uniforme en attendant que, suivant les vœux émis par les Membres du Congrès médical de 1867 et réitérés dans le rapport fait par MM. Crocq et Rollet au nom de la Commission, qui l'a adopté dans sa séance du 30 avril 1869, elles soient rendues plus universelles par une convention internationale.

La pensée, aujourd'hui formulée d'une manière si pressante, de régler par une loi tout ce qui concerne la prostitution ne date pas de nos jours, et le 17 nivose an IV (janvier 1796) le Directoire, comprenant l'importance de cette question, adressait au Conseil des Cinq-Cents un message remarquable par la sagesse avec laquelle il était conçu. L'année suivante, le 7 germinal an V (avril 1797), un projet de loi fut mis en discussion devant l'Assemblée qui le repoussa par un ordre du jour voté sur les observations du représentant Dumolard. « Les intentions du projet étaient très-louables, disait-il, mais les » vues qu'on proposait étaient petites, minutieuses, indignes du Corps

---

(1) Il serait, selon moi, un moyen facile et en même temps très-avantageux de réaliser cette augmentation des hôpitaux de vénériens; ce serait de créer, dans chaque chef-lieu d'arrondissement, un service médical spécial où ils seraient traités gratuitement.

» Législatif ; que ce n'était pas aux législateurs d'un grand peuple
» qu'on devait présenter des réglements de moines ; qu'au surplus il
» existait des réglements de police très-précis, et qu'il suffisait de les
» mettre à exécution. »

Depuis, de nouvelles tentatives furent faites à différentes époques
pour obtenir cette loi que réclamaient surtout les magistrats chargés
d'exécuter les mesures de répression applicables aux prostituées et
dont, mieux que personne, ils comprenaient l'illégalité. Ainsi, dès
l'an VIII (1800), le préfet de police dont les fonctions venaient d'être
créées, reçut presque immédiatement de la plupart des commissaires
des mémoires établissant l'insuffisance des lois pour réprimer la prostitution, et même l'un deux, dû à M. Masson, se terminait par ces
lignes : « Une loi se prépare pour la prochaine session du Corps légis-
» latif ; il appartient au préfet de police d'en hâter la discussion. »
Elle ne fut même pas présentée.

Plus tard, en 1811, le préfet de police, M. Pasquier, eut le dessein
de préparer un projet de réglement pour ce qui regarde la France
entière et d'en obtenir l'exécution par une *ordonnance impériale*. En
1816, en 1819, en 1822, cette question d'une loi sur la prostitution
fut de nouveau reprise, mais les projets préparés ne furent même pas
remis aux ministres, et depuis tout est resté dans l'oubli.

Aujourd'hui ce n'est plus seulement par son côté moral que cette
question s'impose. Les dangers auxquels la race humaine est exposée
par la propagation des maladies vénériennes appellent, indirectement
il est vrai, mais s'il se peut d'une façon plus urgente encore, l'attention du législateur, et c'est unanimement que, dans tous les Etats
civilisés, le corps médical réclame la sollicitude des gouvernements à
ce sujet.

Il est facile de s'expliquer cette fin de non-recevoir opposée à des
demandes que légitiment pourtant les causes les plus graves. « Une
» pareille loi serait considérée comme immorale et par cela même
» soulèverait les esprits, » répondait à Parent-Duchâtelet un préfet de
police interrogé à cet égard (1). Mais la raison capitale se trouve sur-

(1) *De la Prostitution dans la ville de Paris,* par Parent-Duchâtelet. 3ᵐᵉ édition annotée. 1857. Tome II, page 308.

tout dans ce sentiment de répulsion qu'inspire à chacun tout ce qui a
trait à la prostitution ; et même dans le monde il y a, sous ce rapport,
une telle exagération, qu'on va jusqu'à jeter le discrédit sur les personnes les plus honorables qui, par leurs fonctions, sont tenues de
s'en occuper. Il est regrettable qu'en cette circonstance le législateur
ne sache pas s'affranchir des erreurs de l'opinion publique et qu'il ne
s'inspire pas des exemples que lui donnent les grands hommes de
l'antiquité et du moyen-âge. Ceux-ci ne croyaient pas déroger à leur
mission en cherchant à résoudre cet important problème, et, chez tous
les peuples, lorsqu'à la barbarie succédait la civilisation, souverains ou
citoyens illustres placés à la tête de l'Etat, les uns et les autres se
sont préoccupés de la débauche publique dans les nouvelles institutions que nécessitait la transformation sociale à laquelle ils prési-
daient. « Il y a tant d'imperfections attachées à la perte de la vertu
» des femmes, a dit Montesquieu, ce point principal ôté en fait tom-
» ber tant d'autres que l'on peut regarder, dans un Etat, l'inconti-
» nence publique comme le dernier des malheurs. » Pourquoi donc,
à l'époque actuelle, quand les questions qui intéressent le plus gravement l'humanité sont soulevées, se détournerait-on systématiquement
de celle qui, dès l'origine des sociétés humaines, a immédiatement
fixé l'attention des législateurs les plus célèbres, surtout maintenant
qu'aux conséquences morales, qui seules les inspiraient, viennent se
joindre les désastreux effets de la syphilis?

C'est principalement dans les petites localités que le besoin d'une
législation uniforme se fait le plus sérieusement sentir par suite des
difficultés qu'à tout instant on éprouve et que j'ai déjà signalées en
partie. Ainsi l'inscription n'est point uniquement entravée par les
circonstances douteuses énumérées précédemment, et souvent il arrive
que les considérations de personnes, le désir de ne pas froisser telle
famille, etc., entraînent l'autorité municipale à des ménagements
fâcheux pour la santé et la morale publiques. De son côté, la police
se trouvant sans appui et voyant qu'on s'abrite d'autant derrière elle
que les mesures à prendre sont plus désagréables, ne veut pas alors
s'engager seule et elle néglige ses devoirs, en sorte que les prostituées
clandestines et ceux qui les favorisent jouissent de l'impunité.

La radiation n'est également due, le plus ordinairement, qu'au patronage de tel individu plus ou moins influent.

Au contraire, si les cas dans lesquels l'autorité est en droit d'agir étaient spécifiés par une loi ; si cette même loi est parfaitement explicite sur les attributions réservées à chacun : au maire, comme chef de la commune, le soin de prendre les arrêtés ; à la police, le devoir de les provoquer par sa surveillance et ensuite de veiller à leur exécution, — il est certain que toute hésitation disparaîtrait.

La loi étant applicable à la ville comme à la campagne, on ne verrait plus des filles de mauvaise vie prendre domicile dans les communes limitrophes de la ville et braver ainsi les réglements.

Quand, redoutant l'inscription, une fille vient aujourd'hui demander son passeport, la police s'empresse d'accéder à sa demande parce que c'est un embarras évité. Avec une loi il n'en serait plus ainsi, et même pour satisfaire à l'esprit suivant lequel celle-ci doit être conçue, aussitôt le départ, il serait du devoir du commissaire de prévenir son collègue de l'arrivée de cette fille qui vient habiter sa circonscription, afin qu'il puisse exercer sur elle la surveillance que nécessitent ses mauvaises mœurs.

Les filles entretenues seraient également dans l'impossibilité de venir, comme cela se voit aujourd'hui à Château-Gontier, prêter passagèrement leur concours aux maisons de tolérance des localités voisines quand, dans une circonstance donnée, celles-ci se trouvent dépourvues de femmes.

Enfin cette loi permettrait aux maires des communes rurales de sévir contre les filles dont le libertinage est flagrant, ce qui serait d'autant plus désirable que, comme on l'a vu, c'est de cette façon qu'ont prélude à la prostitution le plus grand nombre de celles qui, venues de la campagne, sont aujourd'hui en maison.

Il serait, il me semble, inutile d'insister plus longuement sur les résultats non douteux qu'on obtiendrait par cette législation. Les médecins qui ont étudié d'une manière spéciale la question de la prostitution sont unanimes sur ce point. Les légistes, au contraire, seraient loin d'en reconnaître aussi volontiers la nécessité. Ainsi, en 1860, un jurisconsulte très-estimé, M. Achille Morin, examinant cette question, l'appréciait en ces termes :

» Aucune mesure législative n'a pu être prise ni alors (en l'an IV)
» ni depuis. En 1811 et en 1816, en 1819 et en 1822, des administra-
» teurs éminents s'entourant des conseils de jurisconsultes et secondés
» par les notabilités de leurs bureaux, ont essayé de formuler des
» projets spéciaux appropriés autant que possible aux exigences de
» la morale. *Après examen approfondi, ils se sont vus contraints de*
» *reconnaître l'impossibilité de l'œuvre.* . . . . . . . . . .
» . . . . . *Aucune loi n'a été rendue et ne paraît devoir l'être sur*
» *un sujet aussi difficile.* »

Mais, même en admettant cette manière de voir, peu importe au reste que ce soit une loi ou de simples ordonnances qui réglementent la prostitution, pourvu que les mesures adoptées soient uniformes et applicables à toutes les communes de France, car, comme le dit le docteur Jeannel, de Bordeaux (1), « en vérité, avant de songer à or-
» ganiser un service sanitaire international, il faudrait s'occuper
» d'établir chez nous un service sanitaire interdépartemental, c'est-à-
» dire d'instituer sérieusement, grâce à la toute-puissance de la cen-
» tralisation administrative, l'ensemble des moyens que le bon sens
» indique pour arriver à restreindre dans l'étendue de notre propre
» pays la propagation des maladies vénériennes.

» . . . . . A mon avis, il ne serait pas difficile d'organiser
» le service sanitaire sans compliquer les rouages administratifs, sans
» même augmenter sensiblement le nombre des fonctionnaires.

» Les médecins des dispensaires de salubrité, des dispensaires spé-
» ciaux et des hôpitaux de vénériens devraient relever d'un chef
» commun ; ce serait, dans chaque département, le médecin des épi-
» démies.

» Les médecins des épidémies, sous l'autorité directe des préfets
» comme à présent, relèveraient aussi de la haute direction de l'ins-
» pecteur général des services sanitaires. Celui-ci centraliserait les
» rapports et les statistiques et proposerait au ministre les améliora-

(1) Congrès médical international de Paris, 1867, — *Prophylaxie des Maladies véné-riennes,* par le docteur Jeannel de Bordeaux, pages 327 et 328.

» tions qu'il jugerait utiles, les encouragements qu'il jugerait mérités,
» et le ministre transmettrait ses décisions au préfet pour exécution. »

Quoi qu'il en soit de ce projet d'organisation sur lequel je n'ai pas à
me prononcer, il est certain que si le service sanitaire des prostituées
était soumis à des règles uniformes par toute la France, un grand pas
serait fait vers l'adoption de mesures internationales.

### c. — Moyens de réhabilitation offerts aux prostituées :

Pour affirmer plus encore, s'il se peut, la légitimité des mesures
sévères adoptées par l'État, au nom de la société, contre les filles de
mauvaise vie, on devra *favoriser la création d'Associations de charité* ·
*dont le but sera la réhabilitation de la prostituée et sa réadmission dans*
*la société d'où sa conduite honteuse l'avait fait chasser.*

Les moyens mis en œuvre seront :

1° *L'éducation morale* par laquelle ces malheureuses apprendront à
connaître les devoirs qui leur sont imposés envers les autres et envers
elles-mêmes ;

2° *L'éducation religieuse* à laquelle elles devront toujours être pré-
parées par l'éducation morale et en prenant un soin extrême de laisser
les sentiments de piété se développer spontanément;

3° *L'instruction primaire;*

4° *Des ateliers de travail* institués sur les mêmes bases que ceux
destinés à recevoir les jeunes filles qu'on veut soustraire à la débauche;

5° *Une protection efficace* pour les réintégrer dans le monde quand
elles seront à même d'y gagner leur vie, les y surveiller et les secourir
dans le cas où la misère ou toute autre cause pourrait les faire retom-
ber dans le libertinage ;

6° *La création dans les hôpitaux de salles de convalescence* où, tout en
assurant leur guérison définitive, on les instruirait des moyens de
salut mis à leur disposition, on s'efforcerait de faire naître en elles le
désir de revenir à une vie honnête, et finalement on les préparerait à
solliciter leur admission dans les sociétés de charité.

La tâche que je m'étais imposée est terminée. En commençant ces recherches sur la prostitution, j'étais loin de m'attendre qu'elles m'entraîneraient à un travail aussi étendu.

Dès les premiers jours où je pris le service du dispensaire, le Maire de Château-Gontier manifesta le désir de réviser le réglement, et les renseignements qu'il me demanda, dans cette intention, furent mon point de départ. Je dois l'avouer, sous le rapport administratif, cette question m'était totalement inconnue, mais elle m'apparut aussitôt avec toute son importance. Plus je l'étudiais, plus l'horizon qu'elle comporte s'étendait devant moi, et, de ce moment, elle devint l'objet de mes observations journalières. Bientôt les nombreux mémoires que j'avais entre les mains me montrèrent que, sur ce sujet, tout avait à peu près été dit ; alors le découragement me prit, et je me bornais uniquement à recueillir les faits qui me paraissaient dignes de remarque, quand j'y fus ramené par le programme du Congrès médical international de 1867. Rechercher les moyens prophylactiques qui pouvaient être proposés aux divers Gouvernements dans le but de restreindre la propagation des maladies vénériennes, c'était, par le fait, mettre la question de la prostitution à l'ordre du jour. Celle-ci étant ainsi posée, je crus qu'il était du devoir de tout praticien, si limité que fût son champ d'observations, de faire connaître les conclusions qu'il avait pu déduire de tout ce dont il avait été le témoin, car, comme je le disais en terminant le Rapport que j'avais préparé dans ce but, « plus les témoignages se grouperaient nom-
» breux, plus puissantes seraient les raisons à faire valoir près des
» législateurs devant lesquels cette question devait, en dernier lieu,
» être portée. » Mon Mémoire ne put être remis en temps opportun, mais, sur les conseils de mon excellent maître, le professeur Charcellay, de Tours, auquel je ne saurais trop exprimer ici ma vive reconnaissance, je le présentai à la Société médicale d'Indre-et-Loire, et l'accueil favorable que lui réserva cette savante compagnie m'encouragea à collationner mes notes et à les publier à l'appui des conclusions que j'avais cru devoir prendre dans ce premier Rapport (1).

(1) M. de Lonjon, avant de prendre place au fauteuil de la présidence, rend compte verbalement d'un travail adressé par M. le docteur Homo, de Château-Gontier, à l'appui de sa candidature au titre de membre correspondant, et propose à la Société d'adresser des re-

Sans doute le plus grand nombre des faits que je mentionne est depuis longtemps connu ; sans doute les conséquences qui en découlent ont été maintes fois énoncées, mais, il faut bien le dire, Parent-Duchâtelet, qui le premier eut le courage de traiter un pareil sujet, a laissé peu de choses dans l'oubli, et, à ce compte, que de Mémoires publiés depuis seraient restés ignorés, quand cependant ils sont du plus haut intérêt ; non que je veuille, en écrivant ces lignes, mettre ce travail en parallèle avec ceux de mes devanciers qui tous sont des spécialistes ayant un nom autorisé dans la science. Exerçant dans une aussi petite localité, de telles prétentions de ma part ne sauraient se qualifier, et mon unique pensée a été celle-ci :

On ne peut nier que, depuis un certain nombre d'années, la question de la prostitution ne soit l'objet de sérieuses préoccupations tant dans le monde médical que de la part de jurisconsultes éminents ; chaque jour elle s'impose plus pressante et l'urgence des réformes à opérer est un fait sur lequel personne ne varie. Pour les demander les uns invoquent la morale, les autres se fondent sur la santé publique, et il est à croire que les hommes d'État ne pourront rester longtemps impassibles devant ce mouvement. Déjà, au nom de la commission nommée par les membres du Congrès international de 1867, MM. Crocq et Rollet ont fait connaître, dans un Rapport longuement motivé et qui a dû être remis au Ministre de l'Intérieur, les conclusions qui ressortaient des discussions qui eurent lieu au sein de l'Assemblée dans les séances des 23 et 24 août. Puis, quand une question est ainsi discutée par les hommes les plus compétents de tous les pays civilisés, n'est-il pas évident que l'humanité tout entière est intéressée à sa solution. Lorsqu'il en est ainsi il n'est, je crois, permis à personne de ceux qui, par leurs fonctions, sont appelés à étudier la prostitution, de rester silencieux. Ces considérations ont alors fait cesser toute hésitation de ma part et, de ce jour, je me suis efforcé de connaître tous les faits qui caractérisent la débauche publique, sous quelque forme qu'elle se présente, dans notre petite ville.

merciements à M. le docteur Homo, de lui décerner le titre de membre correspondant et de voter l'insertion de son Mémoire dans le Recueil des travaux de la Société.

Les conclusions du Rapport verbal de M. de Lonjon sont adoptées à l'unanimité. (Extrait du procès-verbal de la séance du 2 janvier 1868. V. Rec. des trav. de la Sociét.; 1868; p. 1.)

Mes recherches ont surtout eu pour objet les causes qui peuvent déterminer une fille à se prostituer, parce que cette partie me semblait moins complétement étudiée, et, quand j'ai cru mes observations assez nombreuses pour ne plus laisser de doute, j'en ai déduit les conséquences. Comparant ensuite ces conclusions à celles déjà prises par les auteurs, je me suis effacé derrière les noms les plus autorisés, n'ayant pour toute ambition que de venir, par des faits nouveaux, grossir le nombre de ceux qui ne justifient déjà que trop les instances faites auprès de l'autorité pour qu'elle réalise des réformes générales, chaque jour plus urgentes, et me bornant à spécifier celles qui regardent plus particulièrement la ville de Château-Gontier ; heureux si, ma voix étant écoutée, je puis seconder les sages intentions manifestées par l'autorité municipale et faire comprendre à tous que la prostitution n'est pas de ces questions qu'il faut reléguer loin de soi parce que l'opinion publique, ne voyant que le dégoût qu'elle inspire, ne sait pas en apprécier le danger (1).

(1) Maintenant que les faits sont venus révéler d'une façon si grave cette profonde démoralisation sociale qu'à l'époque où j'écrivais ces lignes, je ne pouvais que laisser entrevoir, plus que jamais je persiste dans ces conclusions prises il y a déjà près de deux années, et j'ajouterai :

Aujourd'hui la question de la *débauche publique* exige l'attention des hommes d'Etat et des Sociétés savantes non moins sérieusement que celle de l'*alcoolisme* à laquelle elle est intimement liée et avec laquelle elle doit jusqu'à un certain point se confondre, car, du moment où l'une et l'autre conduisent aux mêmes conséquences, *la dégénérescence morale,* il est évident que vouloir combattre l'un sans se préoccuper de l'autre c'est attaquer incomplétement ce mal, que l'on veut sinon détruire, tout au moins atténuer le plus possible.

# NOTES COMPLÉMENTAIRES.

## Note 1.

### DU NOMBRE DES MAISONS PUBLIQUES.

J'ai dit (page 25) qu'au mois de juin 1871, par suite du départ furtif de
M<sup>me</sup> L....., le nombre des maisons était réduit à deux. Très-promptement
l'établissement fermé a été réouvert par le sieur L......., autorisé en vertu
d'une décision municipale, en date du 9 juillet 1871.

Je sais également qu'une demande pour établir une quatrième maison, dans
le local que M. B..... quitte au 24 juin 1872, a été adressée, dans les
premiers jours de janvier de cette même année, à M. le Maire, mais qu'il n'a
pas cru devoir y faire droit. Il serait même, dit-on, vivement sollicité pour
arriver à ce qu'il n'y ait plus que deux maisons publiques tolérées à Château-
Gontier.

## Note 2.

### DES DIFFICULTÉS QUI SOUVENT ARRÊTENT LES AGENTS DE L'AUTORITÉ, CHARGÉS DE LA SURVEILLANCE DES MŒURS, DANS LA RECHERCHE ET L'INSCRIPTION DES PROSTITUÉES CLANDESTINES.

J'ai signalé (page 66) ce fait d'une fille clandestine qui, citée devant M. le
Juge de paix par le Commissaire en chef, M. Ganivet, pour refus de se soumettre à l'inscription, fut acquittée. Depuis l'époque où j'écrivais ces lignes je
puis en fournir un second plus probant encore.

À propos des subterfuges auxquels les prostituées clandestines ont habituellement recours pour se soustraire aux réglements de police, j'ai noté (page 66)

cette fille inscrite d'abord en 1866 (n° 423), et plus tard en 1869 (n° 493 bis), qui est, sans contredit, celle qui a su et sait encore créer le plus de prétextes pour éluder les mesures sanitaires auxquelles elle est soumise. Condamnée par le Commissaire de police pour infraction au réglement (absences non motivées et souvent répétées le jour de la visite) et voyant son jugement maintenu par le Juge de paix, elle fit appel devant le tribunal de première instance, les ressources pécuniaires qu'elle puise uniquement dans son existence de débauche, car elle n'exerce aucune profession, lui permettant de recourir à ce moyen extrême.

Je répéterai donc ce que je disais relativement au premier de ces faits : quand un Commissaire de police ou tout autre magistrat, chargé de la surveillance des mœurs se trouve entravé dans ses fonctions par de telles difficultés, et surtout s'il est exposé à voir contester et parfois même annuler les décisions prises contre des prostituées inscrites de longue date et qui manquent aux règlements, n'est-il pas évident qu'il sera, malgré lui, porté à négliger ses devoirs?

### Note 3.
#### DE L'INFLUENCE DE L'USAGE PRÉMATURÉ DES ORGANES GÉNITAUX.

Parmi les dangers que la prostitution clandestine récèle pour les jeunes gens, j'ai cru devoir signaler plus particulièrement (page 69 et 70) et immédiatement après la syphilis, *l'usage anticipé des organes génitaux.*

Dans un mémoire sur *l'Influence du mariage sur la vie humaine,* lu à l'Académie de Médecine, dans la séance du 24 novembre 1871, et reproduit par la *Gazette hebdomadaire* (1). M. le docteur Bertillon établit, par des chiffres, la fâcheuse influence que cet usage prématuré des organes sexuels a sur le jeune homme. Mon but étant, avant tout, de prouver d'une façon incontestable l'extrême gravité que la débauche publique a pour les générations présentes et à venir et l'urgence qu'il y a pour le législateur de se préoccuper enfin de cette question, je ne crois pas devoir négliger un tel document.

Après avoir démontré que, dans les différentes périodes de la vie postérieures à vingt ans, la mortalité est relativement faible parmi les hommes mariés, tandis que la proportion s'aggrave quand il s'agit des célibataires, et surtout des veufs, le docteur Bertillon, s'adressant aux Membres de l'Académie, ajoute :

« Cependant, Messieurs, il y a en France des jeunes gens qui, usant de la » licence de la loi, se marient avant leur vingtième année (à partir de dix-huit

(1) *Gazette hebdomadaire,* ann. 1871, n° 43, p. 686 et suiv.

» ans). Année moyenne, il y a 7,500 à 8,000 mariages de ces jouvenceaux.
» Or, une exception bien remarquable se manifeste pour eux et je voudrais
» bien, Messieurs, attirer sur elle toute l'attention de l'hygiéniste, du législa-
» teur ; et pour cela quel moyen plus puissant ai-je que celui de solliciter l'aide
» de l'Académie.

» Je dis donc ce n'est plus un profit, c'est un dommage, un péril énorme
» qui surgit pour le jeune homme lorsqu'il se marie avant sa vingtième année
» révolue ; garçon, sa mortalité était à peine de 7 pour 1,000 (6,9) ; marié,
» elle s'élève en France de 40 à 50 !

» Messieurs, les diverses valeurs que je vous ai données ne résultent pas
» des relevés mortuaires d'une seule année, mais de dix années consécutives
» de la période 1856-1865. Il est donc bien vraisemblable que mes résultats
» ne sont pas accidentels ; cependant, en face de l'extrême mortalité des jeunes
» époux âgés de moins de vingt ans, j'ai voulu, pour plus de sécurité dans
» mes conclusions, étudier à part les deux périodes quinquennales 1856-1860
» et 1861-1865. Or, pour chacune de ces périodes, j'ai retrouvé l'énorme ag-
» gravation signalée pour leur ensemble. C'est donc là un fait constant ; on ne
» peut mettre en doute l'extrême nocuité de ces noces hâtives. J'ai discuté
» dans mon Mémoire les diverses objections que l'on peut élever ; aucune n'a
» soutenu la critique. J'ajoute que la même nocuité, moins prononcée pour-
» tant mais encore considérable, se retrouve soit à Paris, soit en Belgique,
» soit en Hollande. Cet accord me paraît péremptoire. Il faut conclure, avec
» Hufeland, que *l'usage prématuré des organes génitaux est le plus sûr*
» *moyen de s'inoculer la vieillesse*, car voici en France 8,000 jouvenceaux
» de 19 ans et demi qui meurent comme des vieillards de 65 à 70 ans. D'après
» leur nombre et leur âge, ils ne devraient fournir un tribut mortuaire que de
» 27 à 28 décès et ils en donnent 200 !

» Et je dis que ce n'est pas seulement de 200 décès annuels dont cette mau-
» vaise loi est responsable, c'est aussi de l'énervement de toute cette population
» de trop jeunes époux. En effet, les excès vénériens, même très-précoces,
» n'engendrent pas des maladies mortelles spéciales : ils ne font qu'énerver,
» que désarmer les organismes, leur enlever en quelques mois cette résistance
» vitale qui normalement ne s'use que peu à peu sous le long effort des ans.
» Si donc nos jeunes époux au-dessous de 20 ans succombent comme des
» vieillards de 65 ans, c'est que les voluptés hâtives qu'ils ont goûtées les ont
» débilités à tel point qu'ils n'opposent aux maladies intercurrentes que les
» infimes résistances de l'âge sénile. Tous ces trop jeunes époux, allanguis par
» leurs ébats vénériens, sont certainement aussi impuissants au travail, au de-
» voir de chef de famille, qu'ils le sont devant la maladie et la mort. C'est donc

» une loi mauvaise, homicide ou énervante, que celle qui autorise ces mariages
» hâtifs, et le législateur doit la changer... »

Je ferai remarquer qu'il ne s'agit ici que de jeunes hommes unis par les
liens du mariage, chez lesquels, par conséquent, on est en droit de supposer
que l'existence est calme et régulière. Mais combien plus grand encore sera
ce danger si ces excès vénériens sont commis par des jeunes gens souvent âgés
de moins de 18 ans et qui n'usent des jouissances sexuelles qu'au milieu d'une
vie de débauche.

En face de conséquences qui se montrent d'autant plus funestes qu'élargis-
sant le cercle des recherches on les étend à l'ensemble de toute la population
virile inférieure à vingt ans, l'importance de cette question de la prostitution
et de la débauche publique ne peut plus être niée et, empruntant les paroles
de M. le docteur Bertillon, je répéterai avec lui : « Je voudrais bien attirer sur
» elle toute l'attention de l'hygiéniste, du législateur et pour cela quel moyen
» plus puissant ai-je que celui de solliciter l'aide de l'Académie.

### Note 4.

ARRÊTÉ PRÉFECTORAL QUI ÉLÈVE DE UN FRANC, PRIX FIXÉ ANTÉRIEUREMENT, A
UN FRANC CINQUANTE CENTIMES LA JOURNÉE DE TRAITEMENT AU DISPENSAIRE
DE LAVAL.

Le prix de la journée d'hôpital, au dispensaire de Laval, fixée à 1 fr.,
comme je l'ai dit page 108, a été porté à 1 fr. 50 depuis le 1er janvier 1872, en
vertu de l'arrêté préfectoral suivant :

DISPENSAIRE.

*TRAITEMENT.*

PRIX DE JOURNÉES.

Augmentation.

EXTRAIT

DE L'UN DES REGISTRES DES ARRÊTÉS DU PRÉFET DU DÉPARTEMENT
DE LA MAYENNE.

Nous, Préfet de la Mayenne,

Vu l'arrêté préfectoral du 25 juillet 1850 portant organisation à Laval d'un
Dispensaire pour le traitement des femmes atteintes de maladies syphilitiques ;

Vu l'article 1er, § 2 dudit arrêté qui a fixé à *un franc* le prix de traitement
des filles appartenant aux maisons de tolérance ;

Considérant que par suite du renchérissement considérable des objets de consommation de toute nature, le prix de la journée n'est plus en rapport avec la dépense occasionnée par le traitement des malades;

ARRÊTONS :

ART. 1er. — A partir du 1er janvier 1872, le prix de la journée des filles appartenant aux maisons de tolérance, reçues au dispensaire, est élevé à *un franc cinquante centimes;*

ART. 2. — M. le Commissaire de police à Laval est chargé d'assurer l'exécution du présent arrêté.

Fait à Laval, le 15 décembre 1871.

*Pour le Préfet :*

Le Secrétaire général : Signé, DE ROMAIN.

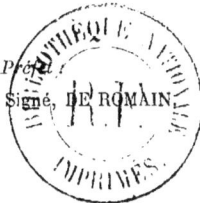

*Pour copie conforme,*

Le Secrétaire général : Signé, DE ROMAIN.

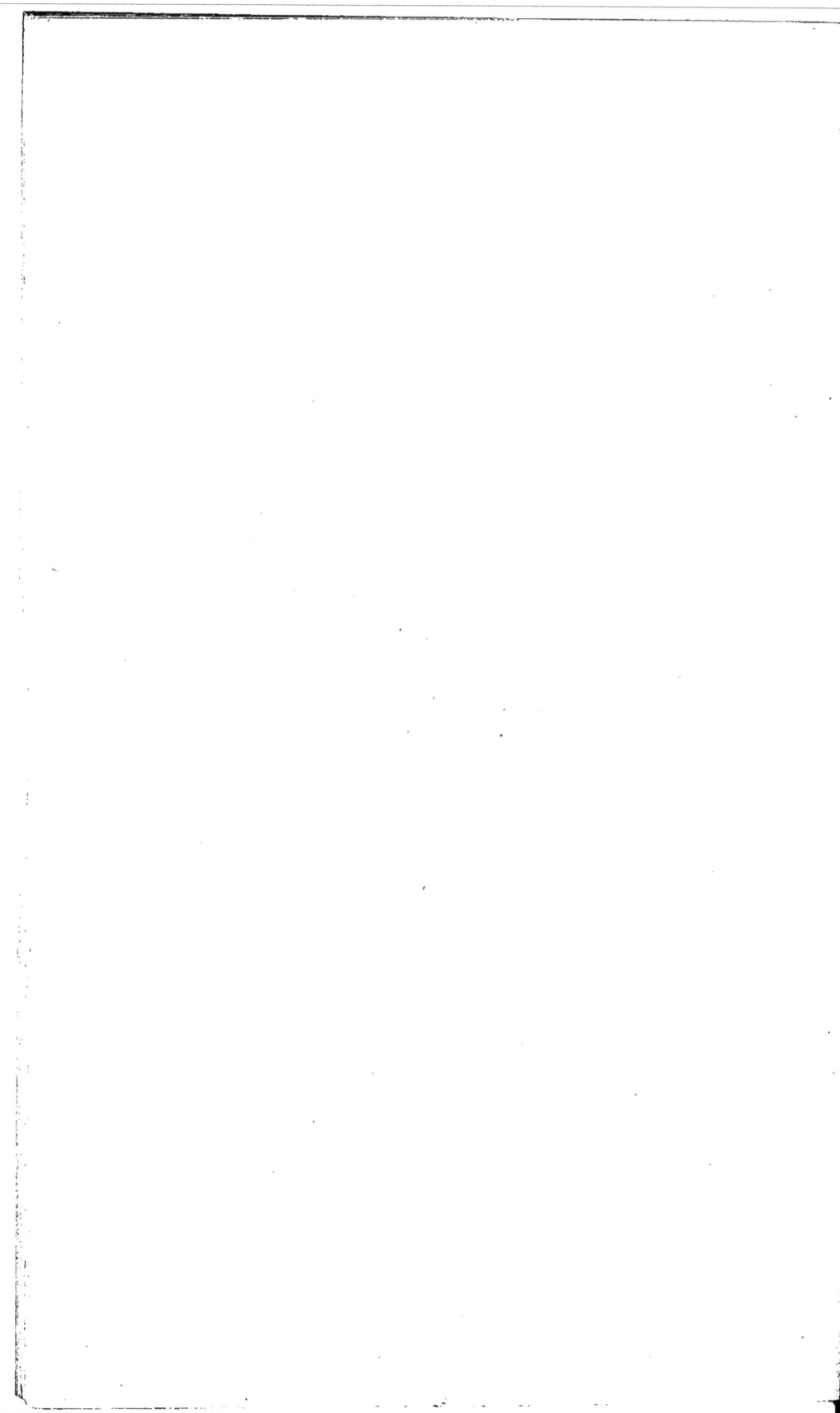

# TABLE

---

CHAPITRE PREMIER.

## CHAPITRE DEUXIÈME.

## CHAPITRE TROISIÈME.

CHATEAU-GONTIER, IMPR. DE J.-B. BEZIER.

www.ingramcontent.com/pod-product-compliance
Lightning Source LLC
Chambersburg PA
CBHW031326210326
41519CB00048B/3313